ESSAI SUR LE TRAITEMENT

DE

CERTAINES TUMEURS KYSTIQUES

PAR LES

INJECTIONS DE CHLORURE DE CALCIUM

PAR

Eugène ROUGIER

DOCTEUR EN MÉDECINE DE LA FACULTÉ DE PARIS

AF727770

PARIS
ALPHONSE DERENNE
52, boulevard Saint-Michel, 52.
1881

Te 38
40

ESSAI SUR LE TRAITEMENT

DE

CERTAINES TUMEURS KYSTIQUES

PAR LES

INJECTIONS DE CHLORURE DE CALCIUM

PAR

Eugène ROUGIER

DOCTEUR EN MÉDECINE DE LA FACULTÉ DE PARIS

PARIS

ALPHONSE DERENNE

52, boulevard Saint-Michel, 52.

1881

BIBLIOTHÈQUE NATIONALE R.F. IMPRIMÉS

Te 38 40

A MON PÈRE, A MA MÈRE

A MA SŒUR AMÉLIE, A MON FRÈRE CHARLES

A LA MÉMOIRE DE MA SŒUR MARIE

A MES PARENTS, A MES AMIS

A MON ONCLE LE DOCTEUR ROUGIER

Médecin à Arcachon

A M. LE PROFESSEUR BOUCHARDAT

MON PRÉSIDENT DE THÈSE

A MES MAITRES DE BORDEAUX ET DE PARIS

ESSAI

SUR LE TRAITEMENT DE CERTAINES TUMEURS KYSTIQUES

PAR LES

INJECTIONS DE CHLORURE DE CALCIUM

INTRODUCTION

Cette étude nous a été inspirée par les bons résultats qu'à obtenus M. Th. Anger dans son service de l'hôpital Cochin. Nous l'avions commencée alors que cet habile chirurgien ne comptait que des succès, et si depuis, il s'est produit un cas de complication, nous n'en persistons pas moins dans notre voie, heureux de trouver dans ce cas une indication indispensable du traitement.

Nous déclarons d'abord, en commençant cette étude des injections de chlorure de calcium, que nous n'avons nullement la prétention de les présenter comme la thérapeutique infaillible et nécessaire de tous les kystes tendineux, sébacés, hygromas et tumeurs kystiques. Un grand nombre, trop grand peut-être, d'agents physiques ou chimiques se partagent la faveur des chirurgiens, et nous ne saurions désirer ni espérer qu'on renonçât à une médication dont on a pu à diverses reprises constater les bons effets ; nous voudrions seulement, s'il nous était permis d'avoir une ambition, qu'on prît en considération cet apport à la thérapeutique, et qu'on nous sût gré de notre désir de bien faire.

Nous nous efforcerons dans le cours de ce modeste travail de faire ressortir l'idée éminemment scientifique qui a conduit M. Th. Anger à faire sur l'homme les expériences qu'il avait déjà instituées sur les animaux. Le chirurgien de Cochin poursuit un double but : c'est d'abord de rendre parfaitement absorbable, d'après les lois physiologiques, un liquide collecté ; en second lieu, d'agir mécaniquement sur les parois du kyste en déterminant une inflammation salutaire. Ajoutons qu'on évitera souvent ainsi de recourir à des opérations sanglantes qui, si elles n'entraînent pas toujours des accidents, laissent fatalement après elles des cicatrices peu gracieuses.

Avant d'étudier le mode d'action du chlorure de calcium nous croyons utile de décrire brièvement les gaînes synoviales tendineuses et les bourses séreuses au point de vue normal et pathologique ; et de dire quelques mots du diagnostic et de la pathogénie des tumeurs kystiques. Puis après avoir énuméré les divers traitements et indiqué ceux qui sont le plus en honneur en France et à l'étranger, nous consacrerons un chapitre spécial à l'histoire des injections irritantes. Nous insistons particulièrement sur ce point, afin de bien marquer la différence entre notre *modus faciendi* et celui des auteurs. Car, si nous nous proposons, comme eux d'amener la résolution à bref délai, nous basons notre médication autant sur son action chimique que sur un mécanisme purement physique. C'est même là ce que nous voyons de plus intéressant dans le sujet.

Puis abordant l'étude clinique du chlorure de calcium nous tenterons de dégager des expériences que nous avons faites les arguments qui militent en sa faveur. Dans un dernier chapitre nous rapportons à l'appui de nos conclusions les 8 observations que nous avons prises dans l'hôpital Cochin.

Nous remercions M. Th. Anger des sages conseils qu'ils nous a donnés pendant tout le temps que nous avons suivi nos malades.

Nous remercions également M. le professeur Bouchardat d'avoir bien voulu accepter la présidence de notre thèse.

DES KYSTES

« Les kystes sont des tumeurs chroniques ayant la forme de cavités closes, qui contiennent une matière généralement liquide ou molle, et dont les parois sont constituées par une membrane qui, par sa face externe, est en rapport de continuité avec les tissus environnants, tandis que sa face interne est en rapport de simple contiguïté avec le contenu (1). »

Nous allons étudier les kystes en général pour voir ceux qui se rapprochent le plus des tumeurs dans lesquelles des injections de chlorure de calcium ont été faites, et montrer ainsi que ces injections caustiques peuvent être également tentées dans d'autres espèces.

Dans la définition des kystes que nous avons empruntée à M. Heurtaux, nous voyons qu'une des conditions de l'existence d'un kyste c'est qu'il y ait une membrane limitante organisée. Cette paroi peut avoir une double origine, ou bien elle préexiste au kyste, ou bien elle est de formation nouvelle, cette double origine a été le point de départ de plusieurs classifications.

Le contenu du kyste est très variable : séreux, muqueux, sanguin, colloïde, ou constitué par un produit de sécrétion particulier à certains organes, comme la matière sébacée, le lait, le sperme, la bile, etc., ces divers caractères

1. Heurtaux. *Nouveau dictionnaire de méd. et de chirurgie pratiques.* Kystes I, IX.

de la matière contenue ont également servi de base à différents groupes de kystes.

Nous ne passerons pas en revue les diverses classifications qui ont été faites ; les premières ont été fondées sur le contenu du kyste : Cruveilhier le premier, en 1816, prit pour base l'origine et le siège anatomique de la lésion ; Broca tout en la modifiant a adopté cette méthode de classification. Cet auteur partage les kystes en deux grandes classes, suivant qu'ils se sont développés dans une cavité préexistante, ou qu'ils représentent une cavité de nouvelle formation ; aux premiers il donne le nom de *périgènes*, aux autres le nom de *néogènes*.

Follin divise les kystes en deux groupes : 1° les kystes simples, qui ne contiennent à leur intérieur que des produits de sécrétion ou d'excrétion ; 2° les kystes composés ou prolifères, qui renferment soit des masses organisées, soit des débris organisés, soit des vers vésiculaires.

Cornil et Ranvier, Randfleisch ont admis d'autres classifications.

Heurtaux classe les kystes, d'après les caractères empruntés, soit à la structure des parois, soit à l'organe où la tumeur s'est développée, et sa classification est fondée non-seulement sur les caractères anatomiques et l'étiologie, mais encore sur les méthodes thérapeutiques qui doivent être employées pour la guérison de ces tumeurs.

Il les divise : 1° en kystes séreux, c'est-à-dire dont la paroi est analogue aux séreuses ; 2° kystes vasculaires, développés dans la cavité d'un vaisseau ; 3° kystes muqueux, ayant une membrane muqueuse pour paroi ; 4° kystes glandulaires, siégeant dans une glande ; 5° kystes dermoïdes, dont la paroi a la structure de la peau ; 6° kystes périgènes, c'est-à-dire développés autour d'un corps étranger ; 7° altérations consécutives aux kystes, portant sur les parois, crétification et ossification, végétations ou bourgeonnements, portant sur le contenu, crétification ; 8° kystes qui accompagnent les diverses tumeurs.

Les tumeurs kystiques peuvent se rencontrer partout ; elles sont dites uniloculaires ou multiloculaires, selon qu'elles renferment une ou plusieurs loges ; on les appelle aréolaires, quand leur cavité est divisée en un certain nombre d'alvéoles, par des cloisons incomplètes, permettant une communication plus ou moins facile entre les diverses loges de la tumeur.

La forme de ces tumeurs est généralement sphéroïdale, tantôt lisse et régulière, d'autres fois bosselée, et pouvant même offrir des diverticules.

Ainsi que nous l'avons déjà dit, il y a deux choses à considérer dans un kyste : la paroi et le contenu. La paroi est généralement constituée par une membrane propre ; cependant, celle-ci peut manquer, ainsi que le remarque Randfleisch, et alors il n'existe qu'une surface plus ou moins lisse, qui limite la cavité, et qui résulte d'une sorte de tassement des éléments des tissus. Quand la membrane existe, elle est pourvue d'un épithélium qui peut être pavimenteux, prismatique ou vibratile. La membrane du kyste offre souvent une structure qui peut être comparée à une séreuse, à une muqueuse, à la peau.

Par sa face externe, la membrane kystique est en connexion avec le tissu de l'organe envahi, dont elle est souvent séparée par une couche celluleuse assez lâche. La surface interne, en rapport avec le contenu, est tantôt lisse et parfaitement unie, d'autres fois mamelonnée et tomenteuse; elle peut donner naissance à des productions variées, tels que poils, os, dents, végétations de nature diverse; elle peut encore présenter des crêtes, des arêtes saillantes en forme d'éperon, qui rappellent les dispositions de l'organe envahi.

Le contenu du kyste qu'il est important de connaître en clinique, est tantôt un liquide séreux, comme dans certains kystes de la mamelle ou des plexus choroïdes, ou dans quelques hygromas; d'autres fois il ressemble à la synovie, ou bien il est constitué par du sang, de la matière colloïde, du mucus. Fréquemment on trouve dans la cavité de la matière sébacée (kystes sébacés et dermoïdes); bien plus rarement du lait, de la salive, du sperme. Enfin il y en a qui contiennent des parasites animaux (cysticerques, échinocoques) ou des débris de fœtus (grossesse extra-utérine, occlusion fœtale).

Certaines altérations consécutives peuvent atteindre soit les parois, soit le contenu du kyste : ce sont l'induration, la calcification, la dégénérescence graisseuse, le ramollissement des parois, etc.

Suivant l'époque de leur apparition, les kystes peuvent être divisés en deux groupes : les kystes acquis et les kystes congénitaux; cette division peut être de quelque utilité pour comprendre l'origine de certaines tumeurs et pour le diagnostic clinique de la variété observée.

Les kystes néogènes de Broca sont peu nombreux; on les observe quand une membrane se forme autour d'un corps étranger, ou quand ils naissent au centre du tissu osseux, on peut également les observer dans d'autres tissus, mais ils sont rares.

Le kyste se produit généralement dans une cavité préexistante normale (follicules synovipares, glande, etc.), soit accidentelle (certaines bourses séreuses). La cavité peut être ou non naturellement close (synoviales tendineuses, kystes sébacés).

Mais comment expliquer la formation du kyste, ou plutôt comment expliquer l'épanchement anormal ?

Pourquoi reste-il à l'état stationnaire ou ne fait-il qu'augmenter de volume, alors qu'à l'état physiologique toutes les cavités closes ou non renferment très peu de liquide ? Pour tous on invoque l'inflammation soit aiguë, soit chronique ; d'après Ranvier et Cornil, lorsqu'on enflamme la membrane séreuse au moyen d'agents caustiques, on voit l'épithélium se gonfler et se détacher peu à peu de la membrane.

Cette chute épithéliale, avec la dilatation concomitante des vaisseaux sanguins, ne permettrait-elle pas aux divers liquides du sang, de transsuder plus facilement dans la cavité qui se trouve sur leur passage ? Les liquides à l'état normal qui se trouvent dans ces cavités passent par endosmose à travers l'épithélium ; ou, d'après la théorie allemande, l'épithélium gonflé par ce liquide se déchirerait et mettrait en liberté les divers produits qu'il a absorbés et serait remplacé de suite par un autre épithélium. Quel que soit le mécanisme, nous croyons que l'épithélium est là pour favoriser la sécrétion graduelle et mesurée des liquides que fournissent les glandes ou qui humectent les membranes séreuses.

Dans les cavités naturellement ouvertes, les glandes, on comprend que si cette ouverture se trouve oblitérée, et qu'elle continue à sécréter, elle finisse par se remplir, se dilater et former tumeur. Mais dans les cavités naturellement closes, par suite de l'inflammation quelque faible qu'elle soit, les vaisseaux se sont dilatés, l'épithélium ou les cellules qui couvraient la paroi sont tombés ; la pression sanguine étant plus forte que la résistance opposée par les tissus qui forment la membrane a chassé dans la cavité une certaine quantité du liquide, qui la remplit et donne naissance, lui aussi, comme les produits glandulaires, à une tumeur. Pourquoi dans la cavité ce liquide ne se résorbe-t-il pas toujours avec la même facilité qu'il a été sécrété? C'est qu'il doit se passer plusieurs phénomènes dans les parois du kyste. A l'état physiologique, pour expliquer la résorption du liquide d'une cavité close, on a invoqué plusieurs théories. D'après Ch. Robin, la sécrétion et l'absorption ne seraient qu'un phénomène d'endosmose à travers l'épithélium et les minces couches de tissu conjonctif qui séparent les vaisseaux de l'intérieur de la cavité. D'après les Allemands, Ranvier, etc., la couche épithéliale présenterait de petits stomates où viendraient s'ouvrir les vaisseaux lymphatiques. C'est par là que retourneraient dans le courant sanguin les produits sécrétés dans la cavité. A l'état pathologique, le tissu conjonctif qui forme presque partout la charpente de la membrane a été enflammé, et a subi une induration consécutive : il est donc devenu moins perméable ; l'épithélium ou les cellules, qui étaient détachés, se sont reformés à la surface de la membrane et constituent un *vernis* qui empêche le liquide collecté de subir un nouveau phénomène d'endosmose en sens contraire.

Telles doivent se passer les choses, car, lorsqu'on ouvre un kyste glandulaire ou séreux, on constate que ses parois sont épaissies et dépourvues de leur épithélium, qu'on retrouve dans le liquide. Il n'est pas étonnant de ne point le trouver sur la paroi, si l'on songe qu'on n'ouvre un kyste que dans le cas d'inflammation ou 24 heures après la mort.

Comment le liquide est-il résorbé? Lorsqu'on produit une inflammation, l'épithélium tombe, et les capillaires sanguins et lymphatiques se dilatent et absorbent par endosmose le liquide de la cavité. En même temps que se produisent ces phénomènes, il se forme sur les parois du kyste un dépôt de matières fibrino-plastiques, qui à mesure que la poche se vide met en contact les parois, et finit par établir entre elles des adhérences.

La formation des autres kystes est tout autre et leur traitement tout différent. Ainsi les kystes congénitaux paraissent dépendre manifestement d'un vice de conformation, d'un accident survenu dans le développeuent de l'embryon, occupent certaines régions déterminées et offrent des caractères spéciaux : tel est le cas des kystes dermoïdes situés sur le trajet des fentes branchiales du fœtus, des kystes muqueux du cou que l'on peut rattacher à une hernie de la muqueuse des voies respiratoires, et de certains kystes séreux situés dans la région de la colonne vertébrale, ou au crâne même. Les injections caustiques pourraient-elles faire subir une transformation assez considérable au contenu de ces kystes et à leurs parois, pour que ces produits organiques pussent être facilement absorbés et changer la nature de la membrane? nous en doutons : aussi dans ces cas, il faut avoir recours à d'autres traitements.

Les kystes perigènes sont dans le même cas : pour arriver à les guérir, il faut enlever, par une opération, le corps étranger qui leur a donné naissance ; que le corps soit venu du dedans, calcul, esquille, fœtus, ou venu du dehors, corps solides, organiques ou inorganiques.

Nous ferons une exception pour les kystes dont la formation est due, soit à une collection sanguine ou purulente, soit à des parasites, cysticerques ou échinocoques. Les injections caustiques, de teinture d'iode, d'alcool en ont amené la guérison : peut-être bien que le chlorure de calcium, en changeant la nature du sang et du pus collecté, en tuant les parasites et en enflammant les parois de la cavité, agirait comme les agents déjà employés ; malheureusement nous n'avons pas encore fait d'expériences à ce sujet.

Les injections de chlorure de calcium n'ayant été faites jusqu'à ce jour, que dans les synovites tendineuses, les hygromas et une fois dans un kyste sébacé, nous allons les étudier maintenant, sans passer en revue les symptômes et les complications propres à chaque espèce de kyste, où ces injections ont quelque chance de réussir.

GAINES SYNOVIALES TENDINEUSES

Bichat découvrit le système des séreuses, et fut conduit à croire avec juste raison qu'il y avait des organes premiers de glissement, comme il y en avait de mouvement. Ces organes premiers sont les séreuses, dont la destination est de favoriser le glissement des différentes parties qu'elles enveloppent. Partout où il y a mouvement notable dans l'économie, il y a une membrane ou cavité séreuse plus ou moins développée et interposée aux organes qui frottent l'un contre l'autre. La plèvre favorise le glissement des poumons, le péritoine les mouvements des intestins, les gaines synoviales tendineuses le jeu des tendons, les bourses séreuses les frottements de diverses parties de l'économie.

La plupart des gaînes synoviales tendineuses existent à la naissance, et on les trouve partout où les tendons doivent exercer un frottement considérable, tantôt sur des parties dures, tantôt sous des parties fibreuses. Le tendon se trouve à nu dans cette gaîne, dont la membrane tout en sécrétant un liquide destiné à faciliter le glissement, est chargée de le nourrir comme le montre très bien les figures représentées dans la thèse d'agrégation de M. Farabeuf (1).

Les gaînes tendineuses, de même que toutes les séreuses, se présentent sous la forme de sac sans ouverture. Elles ont été divisées en gaînes vésiculaires et en gaînes vaginales. Les premières qu'on rencontre au niveau de l'insertion du biceps sur le radius, du tendon d'Achille sur le calcanéum, du tendon rotulien sur le tibia, etc., sont de simples vésicules qui ne correspondent qu'à l'une des faces du tendon et laissent aux vaisseaux un libre accès par la face opposée. Les secondes existent où les tendons ont des mouvements assez étendus à exéuter, elles les entourent complètement et leur apportent les vaisseaux par des replis appelés méso-tendons.

1. Farabeuf. *Le système séreux, anatomie et physiologie*. 1876.

Les gaînes tendineuses présentent une surface interne lisse, unie et constamment lubréfiée par un liquide onctueux. Par leur surface externe elles s'appliquent aux parois des conduits dans lesquels glissent les cordes tendineuses, s'adossent ensuite à elles-mêmes pour constituer un repli qui s'étend de ces parois au tendon correspondant, puis entourent celui-ci.

La portion pariétale adhère à toutes les parties qui contribuent à former les conduits destinés aux tendons. Au niveau des gouttières osseuses elle se confond avec le périoste ; au niveau des gaînes tendineuses elle se confond avec leur tissu ; au niveau des ligaments, son adhérence est variable.

La portion viscérale adhère intimement au tendon par sa face interne et s'identifie avec lui.

A leurs extrémités, les gaînes synoviales tendineuses deviennent indépendantes des tendons et de leur conduit ostéo-fibreux qu'elles débordent dans une étendue d'autant plus grande que le tendon est plus mobile. Quelques-unes communiquent avec les séreuses articulaires : telles sont la synoviale du tendon de la longue portion du biceps, qui se continue avec la synoviale de l'articulation de l'épaule, et celle du tendon du poplité, qui communique avec la synoviale de l'articulation du genou.

C'est par l'incision qu'on peut constater la manière dont la membrane séreuse se réfléchit pour s'appliquer au tendon et aussi pour lui fournir ces replis, ou méso-tendons dans lesquels cheminent les vaisseaux qui servent à la nutrition de la partie enfermée dans la gaîne.

Certaines gaînes appartenant à des tendons très mobiles,

BIBLIOTHÈQUE NATIONALE R.F. IMPRIMÉS

tels que les jambiers antérieur et postérieur supportent une assez grande quantité de graisse. On y trouve également des pelotons semblables à ce que l'on connut longtemps sous le nom de glandes synoviales de Clopton Havers.

La face interne des gaînes synoviales tendineuses est d'un blanc nacré; elle est brillante, lisse et polie, humide et glissante. La face externe adhère aux tissus circumvoisins. Elles sont constituées par deux couches, une membrane externe, vrai tissu conjonctif et vasculaire, et un revêtement interne épithélial.

La membrane externe est formée principalement de tissu conjonctif, auquel se mêlent des fibres élastiques, des vaisseaux, des nerfs et du tissu adipeux.

Les fibrilles du tissu conjonctif, en se groupant, donnent naissance à des faisceaux de volume très-variable, qui s'entrecroisent dans tous les sens et communiquent entre eux par les fascicules qui s'en détachent : de l'ensemble de ces faisceaux et fascicules résulte une trame plexiforme qui forme la charpente des gaînes. Les fibres élastiques font défaut sur la portion tendineuse, mais sont au contraire très-multipliées sur la portion moyenne et aux deux extrémités de la portion pariétale (1).

Il n'est guère possible de trouver une couche propre à la synoviale sur les tendons, il se peut cependant qu'il y ait une mince couche homogène analogue à celle que semble avoir démontrée Bizzorero. Cette couche serait constituée par le tissu conjonctif de la séreuse qui se modifierait notablement au contact de l'épithélium et formerait avec celui-ci une espèce de basement membrane ou couche limitante.

1. Sappey. *Anatomie descriptive*, 1876, t. II.

Les artères viennent pour la plupart de celles qui se distribuent aux gaînes tendineuses. Plusieurs ramuscules s'introduisent entre les deux lames du mésotendon, auxquelles elles abandonnent des ramifications, et vont ensuite se terminer dans le tendon lui-même.

Les veines accompagnent les artères. En s'anastomosant, elles forment comme celles-ci, un réseau à mailles d'autant plus serrées, qu'il est plus rapproché de la surface libre de la synoviale. Les origines veineuses, d'après Sappey, se renflent promptement et forment des troncules variqueux, flexueux et anastomosés. Les vaisseaux pénètrent jusque sous l'épithélium aussi bien sur les surfaces planes que sur les franges et replis; ils sont quelquefois si superficiels que Hûter avait été porté à croire que les capillaires pourraient être à nu du côté de la cavité. Mais il paraît bien prouvé que s'ils paraissent soulever l'épithélium de place en place, celui-ci les recouvre partout.

Existe-t-il des vaisseaux lymphatiques dans les gaînes synoviales tendineuses? nous croyons pouvoir répondre par l'affirmative.

Sappey a nié longtemps l'existence des lymphatiques dans les grandes séreuses (Anatomie descriptive : 1876, T. II. P. 702). Mais Robin dit (1) : « dans l'état actuel de la science, le tissu lamineux est assez connu pour qu'il soit inutile de discuter la question de savoir s'il est entièrement formé de lymphatiques. Il est également tout aussi nettement démontré que les séreuses, les synoviales et la membrane interne des vaisseaux ne sont pas exclusivement constitués de lymphatiques. »

1. Robin, *Dictionnaire encyclopédique. Lymphatiques*, 1870.

« Mais d'autre part, les injections des lymphatiques avec les solutions d'azotate d'argent et avec les matières colorantes liquides, autres que le mercure, permettent de constater, de la manière la plus nette, que dans la trame des séreuses, il existe des capillaires lymphatiques anastomosés en réseaux d'origine, comme il y en a dans la peau et les muqueuses. » A l'article séreuse, Robin écrit, il est vrai : « spécifions surtout que nous avons ici toujours écrit séreuses et non synoviales, en raison de ce que nous n'avons jamais pu voir des lymphatiques dans leur trame même, comme on en voit dans celle des séreuses. Nous n'avons pu en observer que dans le tissu cellulaire sous-synovial, le long des capillaires sanguins déjà distincts comme artérioles et veinules. » Nous faisons remarquer qu'il ne les nie pas, il n'a pu les observer. En étudiant les discussions sur l'origine des vaisseaux sanguins et lymphatiques, nous allons voir qu'on a été amené à assimiler aux véritables séreuses les cavités formées dans le tissu cellulaire.

Nous voyons une première opinion remontant à Boerhaave, et qui consiste à supposer que les artères s'ouvrent non-seulement dans les veines mais aussi dans les lymphatiques par l'intermédiaire d'une système de vaisseaux blancs qui déboucheraient à leur tour dans les cavités des glandes, dans les aréoles du tissu cellulaire et dans les cavités séreuses. »

D'après Sappey, le système vasculaire est en tout unique, clos de toutes parts, ayant relativement aux tissus, une voie d'arrivée, les artères ; et deux voies de départ, les veines et les lymphatiques. Plusieurs anatomistes soutiennent encore aujourd'hui : 1° que les vaisseaux sanguins sont ab-

1. Milne Edward IV. 573.

solument clos ; 2° que les lymphatiques procèdent non pas d'un système de lacunes ou interstices, mais d'un réseau de capillaires formés d'une couche épithéliale simple il est vrai, mais parfaitement continue.

Actuellement l'opinion la plus répandue, est la suivante : le système sanguin est clos, mais le système lymphatique prend ses sources dans un immense labyrinthe interstitiel qui comprend aussi bien dans son ensemble, les lacunes du tissu conjonctif que les plus grandes séreuses. « C'est dans ces espaces organiques que le système lymphatique vient puiser son contenu, ainsi que l'ont démontré les recherches de M. Ranvier sur le tissu conjonctif et l'origine des lymphatiques. Ces rapports restent les mêmes, quelles que soient les dimensions de ces espaces lacunaires, qu'ils soient représentés par des gaines lymphatiques, par les mailles du tissu conjonctif ou par les grandes cavités séreuses. En effet, les recherches récentes ont démontré, à la fois, et la communication directe des capillaires lymphatiques avec les cavités, telles que celles du péritoine, de la plèvre, et le fait que ces cavités, en raison même de leur production, n'étaient, en somme, que de vastes mailles du tissu conjonctif très dilatées et fusionnées. J'ai montré, et nous verrons, en effet, qu'en injectant un gaz peu soluble (azote, hydrogène) dans le tissu cellulaire sous-cutané, chez un lapin, par exemple, nous déterminons dans ce tissu la formation d'une vaste cavité qui présente bientôt tous les caractères d'une véritable séreuse (1). »

1. *Revue scientifique de la France et de l'étranger*. février 1875. Cl. Bernard.

En nous appuyant sur l'autorité de Cl. Bernard et de Ranvier, et en considérant les rapports physiologiques qui existent entre les grandes séreuses et les gaines synoviales tendineuses nous pouvons dire que la science finira par découvrir les rapports anatomiques qui existent entre ces membranes ; et que probablement les lymphatiques y ont la même disposition. D'ailleurs la pathologie ne nous montre-t-elle pas que dans bien des cas les lymphatiques et les ganglions s'enflamment lorsque ces cavités séreuses ont subi quelque lésion ; ou que *vice versa* par l'entremise de ces vaisseaux l'inflammation s'y propage.

L'existence des nerfs dans les gaines synoviales tendineuses n'est pas douteuse, dit Sappey (1), et il ajoute : « Pour les étudier il convient de choisir un des replis membraneux qui se portent vers les tendons. On distinguera, sur le trajet des vaisseaux, plusieurs filets nerveux qui sont destinés au tendon correspondant ; mais de chacun de ces filets naissent quelques divisions qui se ramifient dans les deux feuillets du repli en s'anastomosant, et qui s'épuisent bien manifestement dans leur épaisseur. »

Nous avons dit que les synoviales tendineuses étaient formées par du tissu conjonctif et une couche épithéliale. Sappey ne parle pas de cet épithélium, mais Robin affirme qu'il en couvre toute la surface. En effet on le décrit avec quelques modifications sur les synoviales articulaires, pourquoi n'existerait-il pas sur les synoviales tendineuses, qui ont pour fonction de faciliter le glissement des tendons, comme les autres le jeu des articulations, et qui comme

1. Anatomie 1876, II, p. 62.

elles sécrètent un liquide analogue. Si Robin ne l'avait pas découvert, l'analogie qui existe entre ces membranes le ferait supposer.

C'est un épithélium lamellaire, à cellules polygonales, régulières, cimentées par une excessivement faible quantité de substance amorphe interposée, d'après Ranvier ; ce ciment n'existerait pas, les cellules adhéreraient entre elles par le simple fait de la cohésion (Cadial, cours d'histologie, 1878). Cette couche épithéliale possède-t-elle des orifices spéciaux ou stomates faisant communiquer la cavité de la gaîne avec le sac lymphatique ; comme Scheweiger, Seidal, Dogiel les ont les premiers décrits ; comme Klein et Ranvier les admettent. Robin, Tourneu, Hermann, Mathias, Duval, Cadial les nient formellement ; d'après eux, ces stomates, ces puits, sont composés de cellules enfoncées entre les mailles du tissu fibreux ; ce seraient des centres de rénovation, de petits nids de jeunes cellules. Il serait important que la question pût être élucidée pour expliquer certains phénomènes de sécrétion et d'absorption.

BOURSES SÉREUSES

Monro, en 1799, les avait nommées bourses muqueuses, du nom que portait le tissu cellulaire ; Velpeau les définit des écartements normaux ou anormaux de couches organiques naturelles, et non point des organes de formation nouvelle. La plupart d'entre elles sont sous-cutanées, de là le nom de bourses séreuses sous-cutanées que leur a donné

Padieu. On doit entendre sous ce nom les cavités séreuses du tissu cellulaire sous-cutané et profond.

On les a divisées en bourses normales ; celles qui existent en avant de la rotule, sur l'olécrâne, sur le grand trochanter, etc. ; et en bourses occidentales ou professionnelles. Elles sont connues et ont été indiquées par Padieu, Farabeuf. Les bourses séreuses résultent du mouvement, soit des parties superficielles sur les profondes, comme, par exemple, de la peau devant la rotule, derrière l'olécrâne, etc., soit des parties profondes sur les superficielles, comme de la tête de l'humérus sous la voûte acromio-coracoïdienne et le deltoïde, soit enfin du mouvement de deux parties profondes normales ou pathologiques l'une sur l'autre.

Dans ces mouvements, les filaments du tissu conjonctif qui, par leur disposition et leur résistance, entraveraient ou gêneraient notablement les glissements des parties, sont distendus, déchirés, puis disparaissent graduellement, de telle façon que les aréoles qu'ils limitaient deviennent confluentes et finissent par constituer des cavités plus ou moins spacieuses. « Leur paroi est représentée par une couche épaisse de tissu cellulaire qui n'a pas la texture des synoviales et des bourses tendineuses naturelles. Les faces de leur paroi ne sont pas nettement limitées, bien qu'elles soient ordinairement plus épaisses que celles des bourses naturelles. La face interne de cette paroi, en particulier, n'est pas lisse sous le microscope comme celle des séreuses ; des faisceaux de fibres de tissu cellulaire forment saillie en relief sur elle. Ils forment même parfois des ponts ou de petites saillies conoïdes. Ces particularités coïncident avec l'absence d'épithélium dans ces cavités, constatée par Legros et moi, alors que les bourses tendineuses et sous-tendineuses des mêmes sujets en montrent nettement (1). »

Les bourses séreuses sous-cutanées sont donc des cavités, traversées quelquefois par des tractus cellulaires et fibrillaires. Elles possèdent certainement des vaisseaux sanguins et des vaisseaux lymphatiques, si on songe avec quelle facilité les inflammations et les suppurations voisines les envahissent rapidement. Ce qui les distinguerait des gaînes synoviales tendineuses serait principalement l'épithélium. Mais puisque d'après Robin leur paroi est tapissée par une mince couche de substance cartilagineuse avec cellules incluses, et qui serait analogue en tous points à la couche superficielle limitante des synoviales articulaires ; et qu'en outre elles renferment un liquide analogue à celui des gaînes tendineuses, on peut bien dire que peu de choses établissent entre elles une différence.

Les gaînes synoviales tendineuses existent à la naissance, les bourses séreuses se forment consécutivement ; elles reçoivent les éléments de leur nutrition du liquide sanguin qui est porté par le système circulatoire très près de leurs parois, et qui verse dans la cavité la sérosité nécessaire au glissement. Ce liquide est en très faible quantité et n'a pas été analysé ; cependant comme en assez grande quantité il a l'aspect de la synovie, on peut supposer que son analyse chimique est sensiblement la même. Il est jaune clair, dense, filant, et contient des éléments cellulaires.

Voici, d'après Robin, une analyse de synovie (2) :

1. Robin et Cadiot, *Dict. encyclop.*, *art. séreux*.
2. *Traité des humeurs*, p. 276.

Synovie.

Eau	928,00
Chlorure de sodium Carbonate de soude	6,00
Phosphate de chaux	1,50
Phosphate ammoniaco-magnésien	traces
Corps gras	0,60
Principes d'origine organique	non dosés
Synovine, dite albumine	64,00
Fibrine (dans les arthrites)	quelques flocons

Les matières protéiques sont la mucine et la synovine. La mucine (2 gr. 50 à 2 gr. pour 1000) est une matière protéique peu dialysable qui ne se coagule pas par la chaleur, mais qui précipite par l'acide acétique. La synovine, étudiée par Robin et Verdeil (1), est incoagulable par la chaleur et l'acide azotique. Elle se coagule par l'acide acétique, mais au lieu de se comporter comme la mucine, par suite de l'action prolongée de cet acide elle se gonfle, se ramollit, et finalement devient transparente. C'est à elle surtout bien plus qu'à la mucosine que la synovine doit sa viscosité.

D'après Frerichs, la composition de la synovie varie avec l'état des articulations ; les mouvements diminuent sa quantité, mais la rendent plus dense et plus visqueuse, et augmentent la quantité des substances protéiques.

Sous l'influence de l'inflammation les liquides séreux peuvent contenir un peu de fibrine.

1. Chimie anatomique, t. III, p. 452.

Puisqu'il y a sécrétion d'un liquide dans les gaînes tendineuses et les bourses séreuses, il faut qu'il y ait une résorption sans laquelle, après un certain temps, le liquide s'accumulerait en quantité trop considérable. Comme dans les grandes séreuses, ce sont les veines et les vaisseaux lymphatiques qui par un mécanisme encore inconnu absorbent le liquide qui a filtré à travers les vaisseaux capillaires. Lorsque par une cause quelconque il y a hypersécrétion et que l'absorption est empêchée, on constate une collection de liquide, ce qui constitue un état pathologique dans les gaines synoviales tendineuses et les bourses séreuses.

KYSTES SYNOVIAUX TENDINEUX

L'inflammation plus ou moins vive, aiguë ou chronique des gaînes synoviales tendineuses peut donner lieu à plusieurs ordres de symptômes.

A un premier degré, par suite de contractions musculaires répétées, les gaînes s'enflamment. La surface interne de la coulisse tendineuse se dessèche, se recouvre d'un exsudat plastique, et on perçoit pendant les mouvements du tendon une crépitation particulière, qui a fait donner à cette synovite aiguë, le nom de synovite crépitante, d'aï.

Souvent la synovite dépasse ce premier degré et il se fait alors dans la gaîne une exsudation séreuse, séro-purulente, tenant en suspension des grumeaux fibrineux ; enfin l'inflammation peut passer à l'état chronique, et offrir trois variétés : 1° la synovite chronique simple avec épanchement séreux ou gélatiniforme (kystes séreux, hydropisies des gaînes tendineuses) ; 2° la synovite chronique à grains riziformes (kystes à grains riziformes) ; 3° la synovite fongueuse. A ces trois variétés M. le docteur Nicaise en a ajouté deux autres, la synovite tendineuse hémorrhagique et la synovite tendineuse sèche (1).

Nous allons étudier seulement la synovite tendineuse chronique simple et celle à grains riziformes, parce que c'est dans ces variétés, que nous croyons qu'on doit tenter les injections caustiques pour en amener la résolution.

Synovite chronique simple. — Elle succède à la synovite aiguë, ou peut apparaître à la suite de traumatismes. Fournier l'a signalée à la deuxième et à la troisième période de la syphilis.

Ces collections s'observent surtout au poignet, au niveau des péroniers latéraux.

La paroi de la gaîne est épaissie, adhérente aux ligaments fibreux voisins ; toutefois ces adhérences sont très variables (Follin). Dans quelques cas la cavité du kyste communique avec les articulations voisines (kyste du creux poplité).

La surface interne de la gaîne dilatée est lisse ; le tissu cellulaire qui l'enveloppe est très vascularisé, les vaisseaux sont injectés. Le contenu du kyste est tantôt une exagération de la sécrétion de la synoviale, ayant l'aspect de la synovie ; dans d'autres circonstances le liquide est gélatineux, translucide, de couleur généralement rose ou jaunâtre, assez semblable à de la gelée de pomme ou de groseille. Elle est considérée par Virchow comme provenant d'une

1. Nicaise. De la synovite tendineuse à grains riziformes et de la synovite sèche, 1872.

exagération de la sécrétion normale des gaînes tendineuses, elle aurait, selon lui, une grande analogie avec la substance molle du fibro-cartilage intervertébral des enfants. Cette comparaison avait déjà été faite par Dupuytren en 1839 (1).

D'après Nicaise : « ce ne serait ordinairement ni un corps albuminoïde, ni un corps gélatiniforme ; mais, si l'on veut, une substance synoviale, une espèce de colloïde, intermédiaire entre les deux précédents. »

La synovite chronique simple ne se manifeste au début que par une gêne, une roideur anormale dans les mouvements. Bientôt apparaît une tumeur pouvant acquérir le volume d'un œuf de poule, et présentant de la résistance et de la fluctuation. Cette tumeur est tantôt arrondie, tantôt allongée, parfois elle offre des bosselures, plus souvent elle est disposée en bissac, ce qui tient à la présence de gaînes fibreuses ou des méso-tendons.

La marche de ces épanchements est lente, ils peuvent persister pendant des mois et mêmes des années. Mais souvent ils gênent les mouvements, deviennent douloureux, et on est alors forcé d'intervenir.

La *synovite tendineuse chronique à grains riziformes* s'observe surtout au poignet, elle peut se développer spontanément, ou bien résulter de mouvements trop fréquents, d'un traumatisme. Les parois de la gaîne tendineuse sont épaissies, leur face interne est irrégulière et présente des crêtes, des brides, des végétations plus ou moins allongées et parfois pédiculées. Ces productions sont formées d'éléments conjonctifs jeunes, dus à l'irritation de la paroi kystique.

1. Dupuytren, 1839. *Leçons orales de clin. chirur.* t. II, p. 160.

Le liquide contenu dans la cavité synoviale est séreux, parfois visqueux, et renferme un plus ou moins grand nombre de petits corps blanchâtres comparés à du riz cuit.

Ces petits corps, d'après Nicaise qui a remis en honneur l'opinion émise par Velpeau, pourraient avoir deux origines différentes.

Dans certains cas, l'inflammation chronique des gaînes tendineuses peut amener un épaississement irrégulier des parois, avec production de masses proéminentes, peu volumineuses, qui se pédiculisent et tombent dans la cavité de la gaîne tendineuse formant ainsi des corpuscules libres qu'on désigne sous le nom de grains riziformes ou hordeiformes (Cruveilhier, Follin, Wirchow). Ces petits corps seraient formés de substances conjonctives provenant de prolifération de la paroi.

Dans d'autres cas, opinion de Velpeau, les grains riziformes seraient formés par des dépôts ou exsudats fibrineux. Voici comment Nicaise explique leur formation. « Les parois des gaînes tendineuses, sous l'influence d'une sorte d'irritation lente, que l'on peut séparer de l'inflammation vraie, se recouvrent d'un exsudat fibrineux concert, présentant parfois une sorte de stratification, ou que du moins on peut facilement séparer en plusieurs couches. »

« Les tendons situés au milieu de cet exsudat en détachent par leurs mouvements de petites lamelles, de petites écailles, qui deviennent libres dans la cavité. Ces lamelles sont entraînées soit en haut, soit en bas, par les mouvements des tendons ; elles sont en un mot roulées par les tendons et aussi comprimées par ces derniers. Elles prennent alors une forme de plus en plus régulière (1). »

A l'appui de cette explication. M. Nicaise rapporte une observation prise sur un cadavre à l'école pratique en 1872.

Les symptômes sont analogues à ceux de la synovite chronique simple. La tumeur a souvent la disposition bilobée ; elle gêne, rend impossibles les mouvements spontanés et provoqués. Les douleurs qu'elle provoque sont parfois assez vives et reviennent par accès ; elles semblent alors coïncider avec l'apparition de poussées inflammatoires aiguës.

Leur signe caractéristique est la production d'un bruit particulier, que Follin a comparé au froissement de l'amidon. Ce bruit est perçu par les doigts du chirurgien qui, explorant la tumeur, cherche à obtenir la fluctuation.

La marche de ces tumeurs est lente ; il peut survenir des poussées inflammatoires aiguës, et la cavité synoviale peut suppurer et provoquer des accidents de phlegmon diffus ou s'ouvrir à l'extérieur, et produire des fistules persistantes ; enfin la synovite à grains riziformes peut aussi se transformer en synovite fongueuse, déformer les parties, altérer les os, les articulations, amener en un mot une tumeur blanche.

Le pronostic des synovites tendineuses à grains riziformes est donc très sérieux, aussi, bien des traitements ont été faits, et malheureusement on ne sait trop lequel choisir.

Ces grains riziformes ne sont pas une contre indication de l'injection, car ces grains se dissolvent dans l'alcool ; et

1. Nicaise. *Synovite tendineuse*, 1872.

l'observation III d'un hygroma qui renfermait de ces corps a parfaitement guéri par le chlorure de calcium.

HYGROMA DES BOURSES SOUS-CUTANÉES

L'inflammation des bourses séreuses sous-cutanées peut être aiguë ou chronique.

L'hygroma aigu reconnaît pour cause une contusion tantôt violente, tantôt légère, mais constante et prolongée, par exemple un frottement continuel. Dans quelques cas il résulte d'une lésion des tissus voisins, angioleucite, furoncle ; la goutte, le rhumatisme, la blennorrhagie peuvent aussi donner naissance à ces épanchements aigus.

La région occupée par la bourse séreuse se tuméfie, la peau devient chaude, rougit, il se produit un épanchement fluctuant ordinairement, au moins au début. La douleur peut être très vive, et on observe parfois un état fébrile.

Ces phénomènes peuvent s'amender, mais il n'est pas rare de voir survenir la suppuration ; si on vient alors à ouvrir les collections liquides, il s'en écoule un pus mal lié, séreux, floconneux, contenant parfois du sang.

Si le pus accumulé dans la bourse séreuse n'est pas promptement évacué par une émission, il peut en résulter des accidents parfois très graves, tenant à la migration du liquide purulent dans le tissu cellulaire, dans les gaînes tendineuses, dans les articulations voisines. Parfois l'évacuation du pus se fait spontanément et il se forme un trajet fistuleux, par où s'écoule un pus séreux et grisâtre.

L'hygroma chronique peut succéder à l'hygroma aigu, en général il résulte de frottements, de pressions répétées au niveau d'une bourse séreuse naturelle ou accidentelle.

Le volume de ces tumeurs peut varier depuis celui d'une petite noix jusqu'à celui d'une tête de fœtus à terme.

La paroi qui circonscrit la cavité de la bourse séreuse est, en général, épaissie ; cet épaississement est dû à une infiltration plastique de la paroi et à un exsudat de sa face interne, constituant une pseudo-membrane organisée et très vasculaire. Leur face interne présente des sortes de végétations pédiculisées, des brides qui peuvent se détacher et flotter librement dans la cavité, comme des grains riziformes. D'autres fois cette face est unie et lisse comme celle des membranes séreuses et synoviales ; ce qui explique qu'on doit rapprocher anatomiquement les bourses séreuses sous-cutanées des autres séreuses.

Ces tumeurs ont une consistance tantôt molle, tantôt très résistante, ce qui dépend de la quantité de liquide épanché ou de l'épaisseur des parois kystiques. En explorant l'hygroma on y perçoit de la fluctuation, et s'il contient des corps riziformes on a la sensation de frottement, de crépitation. Lorsque la poche est mince et le liquide séreux, on constate de la transparence. Si le liquide renferme du sang il est noirâtre ; enfin, il peut être purulent.

Ces tumeurs gênent les mouvements, peuvent se compliquer d'inflammation aiguë et exigent, par conséquent, un traitement.

KYSTES SÉBACÉS

Les kystes sébacés, qui à la tête portent le nom de loupe, forment des tumeurs plus ou moins volumineuses ;

tantôt elles sont dures et résistantes, d'autres fois elles sont molles et même fluctuantes, ce qui tient à la nature de leur contenu.

La peau qui les recouvre est souvent amincie; elle offre souvent un petit orifice coloré en noir, par lequel on peut exprimer la matière contenue dans le kyste.

Les parois du kyste sont molles et minces dans les tumeurs récemment développées; d'autres fois elles acquièrent une notable épaisseur et peuvent subir les transformations fibreuses, ostéo-fibreuses. Cette paroi est formée de tissu conjonctif à mailles aplaties, et revêtue d'un pavé épithélial régulier (Broca). Remarquons en passant la similitude qui existe dans la constitution de ces parois kystiques et les kystes tendineux et les hygromas. Leur contenu en diffère quant à la composition chimique, et l'action de l'agent irritant qu'on injecte dans la cavité y est plus longue à se faire sentir.

Le contenu des kystes sébacés a un aspect variable; tantôt il présente la consistance de la bouillie, tantôt la fluidité du miel, d'autres fois enfin l'aspect du suif. Malgré ces différences, les éléments qu'on trouve dans ces tumeurs sont toujours à peu près les mêmes, soit :

1° Des cellules épithéliales, aplaties, granuleuses, cornées;

2° Des granulations graisseuses;

3° Des granulations calcaires (Follin);

4° Enfin des cristaux de cholestérine.

Cette matière, qui exhale souvent une odeur fade, nauséabonde, contient surtout des matières grasses, de l'eau, de la caséine et de la gélatine. D'après Lutz, on y trouverait de l'albumine et des sels de soude.

Les kystes sébacés ont un volume variable ; ils sont souvent très adhérents à la peau, plus ou moins consistants comme nous l'avons déjà dit. En général ils se développent sans produire aucune douleur. Mais arrivés à un certain volume, où ils se vident par la pression, ils ne tardent pas à se remplir de nouveau, ou sous l'influence d'un traumatisme ils peuvent s'enflammer et suppurer, enfin la peau amincie s'ulcère ainsi que le kyste, et il survient une suppuration infecte et interminable.

DES DIFFÉRENTS TRAITEMENTS

Les traitements qui ont été employés pour guérir les synovites tendineuses, les hygromas, et les kystes sébacés sont nombreux. Ceux qui les ont préconisés ont mis à leur actif de très bons résultats. Oui certes, il se peut que tel ou tel moyen réussisse dans un cas déterminé ; mais comme il arrive souvent qu'on n'obtient aucun succès et que des suppurations, des angioleucites, des phlegmons surviennent, il faut chercher le traitement qui produira le plus certainement, les meilleurs et les plus nombreux effets.

A l'exemple de Legouest, on peut diviser les différents traitements en médication externe et en opération.

Parmi les traitements externes nous trouvons la compression, elle se fait presque toujours à l'aide de bandages modérément serrés au début ; plus tard on augmente la constriction d'une façon graduelle, à mesure que les tisus s'accoutument à la pression. Cette méthode est peu efficace lorsqu'elle est employée seule, mais rend de grands services lorsqu'on l'associe à d'autres moyens.

Les frictions résolutives sont excessivement nombreuses ; nous citerons le chlorhydrate d'ammoniaque employé soit en solution assez concentrée (15 0/0), soit même en poudre, les applications d'alcool (Nélaton, Velpeau), les pommades fondantes, celles qui ont pour base l'iodure de potassium, l'iodure de plomb, le mercure, le bioxyde de mercure, etc. ; les emplâtres de toute nature, en particulier de sparadrap de Vigo *cum mercuria.*

Parmi les révulsifs, nous citerons les vésicatoires volants, la teinture d'iode, les moxas, les cautères, la cautérisation transcurrente.

Dans les opérations nous trouvons l'écrasement, qui est, d'après Chassaignac, « une méthode presque barbare, dangereuse en ce sens qu'elle peut faire naître la complication qu'on doit précisément le plus redouter dans l'hygroma, c'est-à-dire une suppuration avec diffusion dans le tissu cellulaire du membre (1). »

La ponction n'est qu'un moyen palliatif, ainsi que la désobstruction de l'orifice pour les kystes sébacés. La ponction sous-cutanée a donné de bons résultats dans les kystes synoviaux dorsaux du poignet.

L'incision, moyen par lequel on divise en deux ou quatre parties les parois du kyste, donne toujours lieu à de la suppuration et n'est pas sans danger ; c'est un des derniers moyens qu'on doit employer surtout pour les synovites tendineuses à grains riziformes. Le Dr Guérin (*Société*

1. Chassaignac. Bourses séreuses. *Dictionnaire encyclopédique*, 1871.

de chirurgie 9 décembre 1874), dit bien, que depuis qu'il a pu apprécier les bons effets des pansements ouatés, il n'hésite pas à ouvrir largement les cavités kystiques, de façon à ne pas avoir de fusées et à interposer même quelques fragments d'ouate entre les lèvres de la plaie qu'il a faite. Grâce au pansement de Lister, M. le Dr Nicaise a pu en obtenir la guérison (*Société de chirurgie* 18 mai 1881). M. Lucas Championnière aurait eu lui aussi de bons résultats, par ce pansement antiseptique.

La dissection et l'ablation totale du kyste suppose un traumatisme étendu, et constitue une opération très grave dans certaines régions. On ne doit la tenter que pour les kystes sébacés, les kystes dermoïdes et les kystes à parois muqueuses.

Le drainage avec les tubes de caoutchouc fenêtrés, et les lavages abondants et antiseptiques dans la cavité ont été préconisés par Chassaignac ; il repoussa le séton filiforme.

Nous arrivons maintenant aux injections caustiques. C'est Velpeau le premier en 1832 qui introduisit les injections de teinture d'iode dans la pratique chirurgicale. Au moyen d'un trocart d'assez gros diamètre, on ponctionne le kyste et on en retire le contenu ; s'il s'y trouve des fausses membranes et des concrétions de diverses natures, il est nécessaire, dit Chassaignac, de laver à grande eau ces cavités séreuses ; puis on injecte de la teinture d'iode étendue de deux parties d'eau dans laquelle on a mis un peu d'iodure de potassium pour empêcher la précipitation de l'iode. On laisse pendant quelques minutes ce liquide en contact avec les parois, et on le laisse écouler. Peu de temps après l'opération, la tumeur se gonfle de nouveau, et reprend presque son volume primitif. En même temps il y a de la sensibilité et une élévation locale de la température qui dénotent un certain degré d'inflammation. Au bout de deux à quatre jours les accidents se calment et la résorption s'empare du liquide que l'inflammation avait produit.

Outre les injections de teinture d'iode on s'est servi d'alcool et de vin chaud qui ont produit les mêmes phénomènes et amené également la guérison.

Ces injections exemptent-elles de la suppuration? malheureusement non, et des phlegmons diffus et la mort en ont été quelquefois la conséquence; en outre le mode opératoire n'est pas toujours facile; car s'il faut, pour que l'injection ait des chances de réussite, qu'on retire tout le contenu du kyste, cela est quelquefois impossible. Nous croyons qu'il n'est pas nécessaire d'extraire tout le liquide et les grains riziformes qui s'y trouvent. Nous expliquerons notre pensée à propos de l'action du chlorure de calcium.

Pour les kystes sébacés Eugène Bœckel fait usage d'une solution de tartre stibié au trentième qu'il injecte avec la seringue de Pravaz. On a employé l'extirpation par le bistouri, et la cautérisation de la poche. Enfin Follin s'est servi de la pâte de Vienne, pour déterminer une eschare, qui donnait ensuite passage à la matière sébacée.

Tous les traitements que nous venons de passer en revue, ont, nous l'avons dit, donné de bons résultats; mais tous aussi peuvent être suivis de graves complications, et quels qu'ils soient il est permi de douter qu'on trouve jamais le moyen d'agir sans crainte et avec la certitude d'un succès. Nous devons chercher cependant à obtenir la médication qui se rapproche le plus de tous les *desiderata*.

Lorsqu'on parvient à guérir soit par l'incision, soit par les injections, les hygromas ou les hydropisies des gaînes tendineuses, c'est par les adhérences que la guérison s'obtient ; alors, disent certains chirurgiens, vous avez enlevé un mal pour en mettre un autre à la place. Si les parois des bourses séreuses ne glissent plus l'une sur l'autre, si les tendons sont adhérents aux parois de leurs gaînes, les mouvements deviennent impossibles et le malade est infirme. Au début il est certain qu'il y a de la gêne dans les mouvements, mais cette gêne ne va pas à l'impuissance, elle tend à disparaître. En effet M. Hutin a démontré, par ses recherches sur la tunique vaginale anciennement atteinte d'hydropisie et opérée par injection, que les adhérences formées persistent rarement, et que la liberté entre les surfaces viscérale et pariétale se rétablit après un temps plus ou moins long. Pourquoi n'en serait-il pas de même pour les gaînes synoviales. Tout nous porte à le croire d'après les expériences faites à ce sujet en 1847 par Bouley (*Recueil de médecine vétérinaire* 3ᵉ série, t. IV, 1847), par Leblanc et Thierry (*Clinique vétérinaire*, 1847), en 1849 par M. Rey, professeur à l'école de Lyon (*Journal de médecine vétérinaire de Lyon*, février 1849). On doit donc toujours chercher à débarrasser de tumeur kystique les personnes qui en sont atteintes, car outre la douleur et la gêne qu'elles causent, elles peuvent amener de graves désordres lorsqu'elles sont livrées à elles-mêmes.

HISTORIQUE

L'emploi des injections dans la cure des maladies chirurgicales existe depuis longtemps ; on en trouve des traces depuis la naissance de l'art jusqu'à nos jours, mais cette ancienneté de service nous apprend peu de choses sur les indications qui doivent décider de leur nécessité. En 1757, l'Académie royale de chirurgie, voulant approfondir ce point de thérapeutique et connaître les avantages et les inconvénients que les injections peuvent avoir dans les différentes espèces de maladies, proposa pour le prix de 1758 la question suivante : « Déterminer les cas où les injections sont nécessaires pour la cure des maladies chirurgicales, et établir les règles générales et particulières qu'on doit suivre dans leur usage. » Les conclusions du mémoire qui fut couronné sont que les injections offrent de nombreux inconvénients et qu'elles ne peuvent soutenir le parallèle d'efficacité avec les autres moyens, dans bien des cas où elles sont, comme eux praticables. Ce jugement de la savante Académie n'a pas peu contribué sans doute, à répandre l'opinion qui, pendant longtemps, a été généralement adoptée par la plupart des médecins et des chirurgiens, que les injections étaient des moyens accessoires et d'une utilité contestable dans bien des cas ; bien plus, quelques-uns exagérant les inconvénients des injections, les ont bannies de leur pratique et se sont efforcés de priver la chirurgie d'une ressource précieuse que rien ne peut suppléer dans certains cas, et qui, dans des mains habiles, est souvent couronnée des plus heureux succès.

Velpeau le premier, en 1832, mit réellement en pratique les injections de teinture d'iode, et en constata les heureux effets. Ces injections prônées par un si grand maître ne pouvaient pas passer inaperçues et être considérées sans aucune valeur, aussi tous les chirurgiens ne tardèrent pas à les employer.

On expérimenta le vin chaud, l'alcool, et un peu plus tard on rechercha d'autres liquides qu'on pût injecter dans des tumeurs de diverses natures.

A. Bérard emplissait de caustique liquide des tubes capillaires en verre qu'il plongeait dans les tumeurs du sein. En malaxant la mamelle, il brisait ces tubes, et le caustique se trouvait mis en liberté ; il fit aussi des injections sous-cutanées caustiques dans les tumeurs érectiles, mais il se servait de caustiques mercuriels et des accidents survinrent, qui furent mis sur le compte du sel mercurique.

En 1863 et en 1864 le Dr Luton, de Reims, faisait des injections avec la teinture d'iode, le nitrate d'argent, l'iodure de potassium, etc. Il fit voir l'importance que pourraient prendre les injections des substances irritantes, et en consigna les résultats dans sa méthode de médication substitutive.

En 1867, Broabdent, Simpson, Nassbaum, en Angleterre, Luton en France, proposèrent des solutions caustiques dans les tumeurs, non comme agents destructeurs, mais bien comme agents modificateurs de la nutrition. Leur procédé ne doit donc pas être considéré comme constituant une véritable cautérisation destructive, qui du reste n'était nullement dans leur pensée.

Nélaton songea enfin à atteindre les tumeurs profondément situées, avec des seringues appropriées, mais auparavant il étudia et fit des expériences sur des animaux avec différents caustiques. M. Th. Anger fut chargé de les faire.

MM. Fialhe, Ferrand firent des expériences sur le cadavre ; Gérouard étudia l'action du caustique de Vienne, enfin le professeur Bryck a fait une étude sur l'action clinique des chlorures sur les tissus vivants.

Le 11 novembre 1868 M. Th. Anger commença ses expériences sur les animaux ; elles sont au nombre de huit et ont porté sur la potasse caustique, l'acide sulfurique de Nordhausen et le chlorure de zinc. Il en a rendu compte dans sa thèse d'agrégation, 1869.

L'acide sulfurique et la potasse ont produit de véritables mortifications : les nerfs et les vaisseaux ont été détruits à leur contact, le tissu conjonctif a été dissous, et le tissu musculaire lui-même, comme momifié, est devenu sec et friable.

Mais quand les téguments étaient intacts, la présence de cette eschare n'a provoqué dans les tissus environnants aucune réaction inflammatoire, aucun travail d'élimination.

Chez un animal sacrifié après plusieurs jours on a trouvé l'eschare transformée ou une petite masse noirâtre, grenue, friable, dont la ressemblance avec l'acide ulmique était frappante. Chez un autre, quarante jours après l'introduction de quatre gouttes d'acide sulfurique dans le testicule droit, on n'a plus trouvé d'autre trace de l'opération qu'une cicatrice dure du volume d'un pois, noire au centre jaune à la circonférence.

Le testicule était atrophié ; il ne pesait plus que sept grammes, tandis que l'autre en pesait dix.

M. Anger a remarqué que dans trois cas l'atrophie des organes coïncidait avec le développement, dans les parties voisines de l'eschare, de masses graisseuses anormales qui ressemblaient à des lipômes lobulés.

La graisse en différait un peu de la graisse normale, mais n'en était pas moins contenue dans des vésicules adipeuses.

Ainsi : momification des tissus, absence d'inflammation, élimination lorsque la peau était intacte, souvent atrophié des organes et développement de tumeurs lipomateuses tels furent les résultats produits par l'injection de l'acide sulfurique dans les tissus.

Il est à remarquer que, sauf un chien qui a déperi et a fini par succomber, peut-être de maladie, les animaux supportèrent très bien ce genre d'opération. On peut même injecter directement jusqu'à vingt gouttes d'acide sulfurique de Nordhausen dans les veines d'un chien sans le tuer. Le seul effet produit fut une coagulation instantanée de tout le sang contenu dans la partie correspondante du système veineux.

L'injection de chlorure de zinc dans les vaisseaux n'a pas été moins innocente, et a produit également la coagulation du sang.

Du reste, soit que M. Anger se soit servi d'une solution trop étendue de chlorure de zinc, soit pour toute autre cause, le fait est que ce sel ne lui a pas semblé assez énergique pour détruire et pour momifier les tissus.

Sur deux animaux, chez lequels il avait pratiqué huit jours avant plusieurs injections hypodermiques de chlorure de zinc, il n'a trouvé aucune eschare sur les points où ces opérations avaient été faites. « Une induration du tissu cellulaire avec injection vive des vaisseaux étaient les seuls vestiges des injections ; il n'y avait même aucune apparence de cette momification des tissus, qui n'avait jamais manqué avec la potasse caustique et l'acide sulfurique.

Ainsi, d'après M. Th. Anger, le chlorure de zinc, lorsque les téguments sont intacts, agirait non plus comme un caustique proprement dit, mais tout au plus comme un irritant ou comme un modificateur de la vitalité.

Il rentrerait dans la classe des substances que Broadbent, Luton et autres ont injectées par la méthode hypodermique dans les tumeurs, afin de les faire disparaître en les transformant. Nous n'avons pas pu répéter sur les animaux pour le chlorure de calcium, les expériences faites avec le chlorure de zinc, mais il est très probable que son action sur les tissus doit être la même, à un degré moindre cependant.

M. Th. Anger a le mérite d'avoir prouvé ce fait, que les eschares produites par un caustique peuvent rester, sous les téguments intacts, presque indéfiniment au milieu des tissus normaux, sans y provoquer aucun travail d'inflammation, d'élimination.

Le but que s'est proposé M. le professeur Richet n'est pas du tout celui qu'a cherché et que recherche encore M. Th. Anger. M. Richet injecte un caustique dans les tissus pour les détruire par une véritable mortification, afin qu'ils puissent être ensuite éliminés facilement, tandis que M. Th. Anger fait l'injection dans une tumeur, pour obtenir la transformation de son contenu, et qu'il soit ainsi facilement absorbable. M. Richet cherche à produire une eschare pour énucléer ensuite, M. Th. Anger recherche seulement la résorption.

Il n'est pas juste de dire, comme le soutiennent M. Victor Révillot dans la *Gazette des hôpitaux*, et M. Gornard-Chantreau dans sa thèse inaugurale, *Sur les injections caustiques interstitielles de chlorure de zinc dans le traitement de certaines tumeurs kystiques*, que c'est à M. Richet que revient l'honneur d'avoir fait entrer dans la pratique chirurgicale les injections interstitielles des caustiques destructeurs, que Bérard, Simpson, Braabdent, Hecton, Follin, employaient déjà depuis plusieurs années.

Velpeau faisait les injections de teinture d'iode dans les kystes, après les avoir vidés ; Richet employait le chlorure de zinc pour produire des eschares et une élimination consécutive; tandis que M. Th. Anger ne cherchait qu'à obtenir la résorption.

Telle était l'intention de M. Richet, car nous lisons dans la *Gazette des hôpitaux*, 24 juillet 1869, dans un article signé Dr Révillot, que M. le professeur Richet a commencé ses premiers essais d'injections sous-cutanées de caustiques depuis l'année 1868. Il essaya de préférence le chlorure de zinc qui tout en modifiant les tissus, ne produit pas d'empoisonnement, comme certains caustiques sont susceptibles de le faire.

Le clorure de zinc, à l'état solide, était employé journellement par l'école de Lyon, depuis Bonnet. C'est avec le chlorure de zinc que Bonnet détruisait les kystes sébacés du cuir chevelu, comme ces petites tumeurs ont peu de vitalité, peu de réaction, c'est par elles que M. Richet commença ces expériences.

Pour mortifier le kyste et rendre la loupe très aisément énucléable, il suffit d'injecter de une à quatre ou cinq gouttes de chlorure de zinc liquéfié par une exposition à l'air. Le chlorure de zinc est un sel très hygrométrique, il attire puissamment l'eau contenue dans l'atmosphère, s'y dissout en constituant un liquide sirupeux. C'est ce liquide que M. Richet faisait entrer dans la seringue de Pravaz et injectait sans le diluer.

Quelques jours après l'injection les loupes peuvent être exprimées avec la facilité la plus grande par la petite ouverture que laisse à la peau, en se détachant, la petite eschare produite artificiellement par le chlorure de zinc au point où la piqûre a été pratiquée.

M. Richet essaya le chlorure de zinc à l'état sirupeux dans un goître que portait un jeune homme, il y fit une série de piqûres ; on constata la mortification de la peau sur une hauteur d'à peu près 2 centimètres, et d'autre part une vive inflammation, avec induration et peut-être gangrène plus ou moins étendue du lobe médian de la glande thyroïde. Les deux lobes latéraux diminuèrent rapidement, se dégorgèrent et devinrent plus souples sous l'influence de cette inflammation. M. Richet injecta encore du chlorure de zinc dans un ganglion suppuré sous-maxillaire pour en amener la mortification ; en effet quelques jours après il put faire une incision et l'enlever comme un lipôme.

Ce fut par ses expériences sur les animaux que M. Th. Anger fut amené à penser, qu'en injectant un caustique dans une tumeur surtout liquide, on en obtiendrait la résorption sans suppuration.

Le résultat fut celui qu'on attendait; en effet M. Th. Anger présenta à la Société de chirurgie (1er décembre 1875), deux cas d'hygroma et deux cas de grenouillette traités par l'injection de chlorure de zinc; et M. le Dr Le Dentu lut, à la Société, un rapport sur les quatre cas, rapport dont nous extrayons les lignes suivantes :

« Quelle qu'ait été l'idée de M. Th. Anger, dans ses tentatives, qu'il ait raison ou non d'établir une assimilation éloignée entre l'action du chlorure de zinc sur le contenu muqueux de certains kystes et celle des acides digestifs sur l'albumine, il a cherché avant tout à faire disparaître une difficulté, que la pratique avait révélée depuis longtemps dans le traitement des kystes à contenu muqueux. C'est une notion vulgaire, que les injections dans les kystes à contenu visqueux, échouent le plus souvent contre la résistance opposée à la diffusion par ce contenu, et par suite la diffusion est incomplète, nulle ou passagère, par suite d'un effet insuffisamment produit sur la paroi. Les méthodes diverses aboutissent à une suppuration qui amène la guérison, en modifiant profondément la paroi de la poche. M. Th. Anger a pensé pouvoir arriver au même résultat sans arriver jusqu'à la suppuration, et en même temps faciliter la résorption du contenu, en profitant des modifications chimiques provoquées par l'injection du chlorure de zinc lui-même. »

Outre les cas cités dans la thèse de M. Gorrard-

Chantreau, M. Anger nous a dit qu'il a déjà obtenu, dans sa clientèle, plusieurs cas de guérison de kyste sébacé par résorption, sous l'influence des injections de chlorure de zinc.

Ainsi donc, c'est bien M. le Dr Th. Anger qui, le premier, se servit des injections caustiques comme moyen résolutif. Nous devons rendre à chacun ce qui lui est dû, et si M. Révillot (*Gazette des hôpitaux*, 1860), et M. Gornard-Chantreau (Thèse 1880), avaient un peu mieux réfléchi à la pensée qui guidait MM. Richet et Anger, et avaient examiné avec un peu plus d'attention les résultats différents que ces deux chirurgiens obtenaient, ils seraient arrivés à cette conclusion, que c'est à M. Th. Anger que revient l'honneur, d'avoir le premier fait des injections caustiques dans les tumeurs pour en amener la résorption simple, et non la mortification et l'énucléation, ce que cherchait à obtenir M. le professeur Richet.

CHLORURE DE CALCIUM.

Le chlorure de calcium, appelé autrefois muryate de chaux, hypochlorite de chaux, a pour formule CaCl.

Préparations. — 1° Ce sel s'obtient en dissolvant du marbre ou de la craie dans de l'acide chlorhydrique et évaporant la solution neutre. La liqueur, en se refroidissant, laisse déposer des cristaux qui renferment 6HO ;

2° Le résidu de la préparation de l'ammoniaque par le chlorhydrate d'ammoniaque et la chaux vive, servent aussi à préparer le chlorure de calcium. On dissout le résidu dans l'eau, on évapore la solution et on laisse cristalliser ;

3° Le chlore a une température rouge, décompose l'oxyde de calcium, se combine avec ce métal et chasse l'oxygène. On peut opérer cette décomposition en faisant passer du chlore sec sur des morceaux de chaux placés dans un tube de porcelaine porté au rouge.

Cette combinaison peut être produite par l'action du gaz chlorhydrique sur ce même oxyde de calcium. Dans ce cas, il se forme de l'eau et du chlorure de calcium.

PROPRIÉTÉS PHYSIQUES ET CHIMIQUES

Le chlorure de calcium est blanc, solide, cristallisé en prismes hexagonaux, souvent striés, terminés par des pyramides; à cet état il renferme 6HO, c'est par le fait un composé d'eau et de chlorure de calcium; il est très déliquescent, son déliquium portait autrefois le nom *d'huile de chaux*. Sa solubilité est très considérable; c'est un des sels les plus solubles que l'on connaît. A la température ordinaire mêlé avec de l'eau il en abaisse la température; mélangé avec de la glace ou de la neige, il peut produire un froid de 45°.

Chauffé à 200° le chlorure de calcium fond dans son eau de cristallisation, il perd deux équivalents d'eau et devient chlorure de calcium desséché. Ce chlorure de calcium desséché, chauffé au rouge perd ses quatre équivalents d'eau et passe à l'état de chlorure de calcium anhydre CaCl. A cet état il est blanc; peut être coulé en plaques et conservé pour l'usage des laboratoires. Extrêmement déliquescent et très soluble dans l'alcool, il est indécomposable par la chaleur; en se dissolvant dans l'eau il dégage beaucoup de chaleur. Fondu il est phosphorescent : soumis à l'action des rayons solaires, il luit pendant quelques temps dans l'obscurité (aussi on le nommait autrefois *phosphore de Homberg*).

L'eau en vapeur le décompose et donne naissance à de l'acide chlorhydrique et à de l'oxyde de calcium.

Une propriété particulière et sur laquelle nous aurons à revenir en traitant de son action sur les liquides albumineux de l'économie est la suivante. Lorsque le chlorure de calcium est dissous dans l'eau, il y a dissociation ; la liqueur devient alcaline. Cette alcalinite est due à la décomposition du chlorure par l'eau (Liebig).

Le chlorure de calcium fondu sert à dessécher le gaz dans les laboratoires, à part, toutefois, l'ammoniaque avec lequel il forme une combinaison CaCl. 4 Az, H^3.

Une étoffe imprégnée de chlorure de calcium n'est plus inflammable.

On rencontre le chlorure de calcium en dissolution dans les eaux potables et dans un grand nombre d'eau minérales Balarue (Hérault). Bourbonne-les-Bains (Haute-Marne).

Le chlorure de calcium se reconnait comme tous les sels de chaux au moyen des réactifs suivants :

Potasse et soude. Précipité blanc, gélatineux de chaux.

Carbonates et bicarbonates de potasse, de soude et d'ammoniaque. Précipité blanc de carbonate de chaux.

Acide oxalique et oxalate d'ammoniaque. Précipité blanc d'oxalate de chaux, insoluble dans l'eau et dans l'acide acétique, mais très soluble dans l'acide azotique ; cette réaction est caractéristique pour les sels de chaux.

Acide sulfurique et sulfate solubles. Précipité blanc de

chaux ; le précipité n'apparaît pas lorsque la liqueur est étendue, et se forme immédiatement quand on y ajoute de l'alcool.

Acide sulfhydrique, sulfures alcalins, cyanoferrure de potassium, acide hydrofluoridrique. Pas de précipité.

Au chalumeau, les sels de chaux, et principalement le carbonate, répandent une lumière éblouissante lorsqu'on les chauffe à l'extrémité du dard de la flamme.

PROPRIÉTÉS PHARMACEUTIQUES

Le chlorure de calcium en poudre blanche et délayé dans l'eau sert comme désinfectant. Il a été donné à l'intérieur pour combattre la dothiénentérie (Bouillaud-Chaumel) ; il a été aussi ordonné comme antiscrofuleux.

Le chlorure de calcium, doué d'une grande alcalinité, a surtout été employé à l'extérieur, et peut rendre de grands services dans les affections chirurgicales.

En injection dans la blennorrhagie uréthrale, et surtout dans la blennorrhagie vaginale, ainsi que dans la leucorrhée.

Les solutions de chlorure de calcium ont réussi contre le prurit vulvaire (Darling), dans les affections herpétiques superficielles (Alibert), dans la gale (Derheims, Fontanetti), dans quelques maladies du cuir chevelu (Chevalier, Roche).

Elles auraient modifié avantageusement l'ophtalmie blennorrhagique, scrofuleuse et épidémique.

Lisfranc, Dupuytren employèrent le chlorure de calcium dans le traitement des ulcères chroniques et des brûlures.

Quant à son emploi dans le traitement de la pourriture

d'hôpital et des inflammations couenneuses et pultacées de la bouche qui, si souvent chez les enfants, donnent lieu à cette affection presque toujours mortelle qu'on appelle noma, il a été suivi de succès non équivoques, si l'on en croit les témoignages de Percy, Roche, Bonneau, médecins de l'Hôpital des Enfants, de Paris.

M. Th. Anger se sert pour faire l'injection sous-cutanée dans les tumeurs, d'une solution sursaturée de chlorure de calcium hydraté. Le chlorure de zinc dont il se servait produisait une réaction inflammatoire très intense et occasionnait des douleurs excessivement vives. Il pensa que le chlorure de calcium dont l'action caustique est moindre, donnerait les mêmes avantages sans amener comme le chlorure de zinc l'inflammation et les douleurs fâcheuses dont nous venons de parler. Le résultat fut celui qu'on pouvait désirer, comme il ressort de nos observations. Le début de ces injections ne remontant qu'au commencement de cette année, nous regrettons de ne pouvoir apporter plus de faits concluants : cependant les résultats que nous avons obtenus nous permettent d'espérer que nos expériences seront complétées, et que prochainement les injections de chlorure de calcium seront entrées dans la thérapeutique chirurgicale.

ACTION DU CHLORURE DE CALCIUM DANS LES KYSTES

Nous allons maintenant essayer de démontrer de quelle façon le chlorure de calcium se comporte : 1° envers le liquide des kystes ; 2° envers la paroi.

Il ne nous a pas été possible de nous procurer de la

synovie ni de la matière sébacée ; mais comme le liquide de l'hydrocèle et l'albumine d'œuf s'en rapprochent notablement, c'est sur ce liquide que nous avons fait nos recherches avec le concours de M. G. Doux, chef de laboratoire à la pharmacie centrale des hôpitaux (1).

Tous les liquides séreux de l'économie offrent une réaction alcaline au papier de tournesol. Généralement ils ont une couleur jaune, tantôt très faible, tantôt très marquée, quelques-uns sont dichroïques, paraissent jaunes quand on les regarde par transmission et verts si on les regarde par réflexion. Ce caractère se présente plus fréquemment dans les liquides purulents. Ils contiennent de l'eau, des matières albuminoïdes et grasses et des sels (chlorure de sodium, carbonate de soude, phosphate de chaux, sulfate de soude).

Mais c'est surtout l'albumine qui s'y trouve en plus grande quantité. Aussi nous allons insister particulièrement sur ce corps.

La formule chimique de l'albumine d'après Berthelot est :

$$C^{144}H^{114}Az^{18}O^{23}S.$$

D'après quelques chimistes il rentrerait du soufre et du phosphore dans sa composition. Selon Liébig sa formule se réduirait à :

$$C^{48}H^{74}Az^{14}O^{11}.$$

Tout porte à croire pourtant que l'albumine contient au moins du soufre soit à l'état de mélange soit à l'état de combinaison. Car abandonnée à elle-même en contact avec

1. Que notre excellent ami Georges Doux reçoive ici nos remerciements pour les bons conseils qu'il nous a donnés.

de l'eau elle se putréfie et exhale des produits fétides mêlés d'une grande quantité d'acide sulfhydrique.

La vraie formule d'après Robin et Littré devrait être :

$$10(C^{40}H^{31}O^{12}Az^{5})+Ph\tfrac{1}{2}S.$$

Elle existe dans les animaux (albumine animale) et dans les végétaux (albumine végétale). Elle y présente deux modifications, l'une soluble, l'autre insoluble. L'albumine insoluble entre dans la composition de certains tissus ; la soluble unie à une plus ou moins grande quantité d'eau se rencontre abondamment dans le blanc d'œuf, le sérum du sang, la synovie, etc. ; et dans la plupart des liquides morbides. L'albumine végétale offre une particularité sur l'albumine animale ; en effet tandis que la première se rencontre dans les liquides neutres et mêmes acides, la seconde, elle, ne se trouve que dans les liquides alcalins, aussi sont-ce bien plutôt des albuminates alcalins qui se trouvent dans les fluides de l'organisme que de l'albumine libre.

L'albumine liquide existe presque à l'état de pureté dans le blanc d'œuf, elle est à peu près incolore, visqueuse, plus lourde que l'eau ; elle est alcaline. Exposée à la chaleur elle se coagule à plus 70° en une masse blanche insoluble dans l'eau. Cette coagulation a lieu même à l'abri de l'air. Étendue d'une grande quantité d'eau elle perd la propriété de se coaguler.

L'alcool, l'éther, l'essence de térébenthine, presque tous les acides minéraux concentrés à l'exception des acides phosphorique bi et tribasique, de l'acide acétique etc., coagulent l'albumine. Il y a pourtant des exceptions, l'albumine du sang des mammifères n'est pas coagulée par l'éther.

La plupart des sels métalliques forment avec une dissolution d'albumine des précipités solubles et insolubles. D'après Lassaigne ces combinaisons jouissent de la propriété de se dissoudre dans un excès de solution albumineuse ou du solutum du sel métallique combiné à l'albumine :

Ces précipités ne sont point des combinaisons chimiques définies ; ce sont, au contraire, des mélanges dans lesquels on remarque que le sel métallique a été en partie décomposé, et que l'acide, d'une part, et l'oxyde de l'autre se trouvent unis à l'albumine ; d'autres fois encore, le sel se trouve combiné comme sel avec la substance organique (1). »

Les analyses chimiques organiques sont difficiles à faire, et il est quelquefois impossible de trouver un résultat positif. On nous pardonnera de nous abriter derrière l'autorité de M. Robin, et de ne pouvoir dire au juste les réactions qui se produisent quand on met du chlorure de calcium en présence des liquides morbides. Nous lisons en effet dans cet auteur : « On ne doit pas considérer les substances or-« ganiques comme des corps chimiques définis. Les sels « métalliques qu'on met en contact avec ces substances se « décomposent, et leurs éléments obéissent à des actions « plutôt mécaniques et souvent accidentelles, sans qu'il soit « possible de retrouver dans les produits nouvellement for-« més trace d'une combinaison nettement chimique.... Et « la preuve c'est la variation des descriptions que font les

1. Robin et Verdeil. *Traité de chimie anatomique et physiologique*, 1853.

« auteurs de ces précipités » (*Chimie anatomique et physiologique*).

M. Th. Anger, dans une communication au congrès d'Amsterdam, 1879, essaya d'expliquer comment le chlorure de zinc se comportait envers le liquide kystique. « Pour m'en rendre compte, dit-il, j'ai d'abord mis en pré« sence dans un tube à expérience le liquide et le causti« que. » Le liquide albumineux commence par se coaguler : cette coagulation se fait peu à peu au point qu'à un moment donné le tube peut être renversé sans que le coagulum s'échappe. Ainsi d'abord, coagulation du liquide kystique : voilà le premier effet de l'injection.

« Si vous attendez vingt-quatre ou quarante-huit heures, le coagulum se redissout, surtout si vous placez votre tube dans une température de 37° à 40°. La dissolution n'est pas toujours tout à fait complète ; souvent il reste au fond du tube une petite quantité d'albumine encore coagulée, mais en poursuivant l'expérience plusieurs jours de suite on voit que ce dépôt disparaît peu à peu. En même temps que le liquide kystique se redissout, il change de couleur et devient verdâtre, assez semblable à la bile. Ces modifications qui se passent sous les yeux dans le tube à expérience, sont exactement les mêmes qui se font à l'intérieur du kyste, comme le prouvent la couleur et la nature du liquide qu'on retire du kyste trois ou quatre jours après l'injection. »

« Je ne saurais dire, ajoute M. Th. Anger, les modifications chimiques qui correspondent à ces changements d'aspect du liquide kystique. Peut-être se fait-il là un dédoublement de l'albuminate de zinc par exemple, qui se redissout sous l'influence de l'acide chlorhydrique mis en liberté. »

M. Th. Anger pense que ce qui se passe dans le kyste, peut être comparé à la digestion physiologique ; que sous l'influence de l'acide chlorhydrique, du chlorure de zinc ou du chlorure de calcium, les substances albuminoïdes seraient transformées en albuminose, et absorbées ainsi par les vaisseaux. Cette théorie est attrayante, mais il faudrait en démontrer la vérité.

M. Gornard-Chantreau, qui combat dans sa thèse les idées de M. Th. Anger, arrive sans preuves suffisantes à cette conclusion : « Le chlorure de zinc injecté en injections très concentrées forme avec les albuminoïdes des tumeurs une combinaison véritable : un chloro-albuminate de zinc, lequel étant insoluble d'abord se redissout bientôt dans un excès d'albuminoïde et se résorbe facilement. » Est-ce bien un chloro-albuminate de zinc qui se forme?

Nous avons rapporté ce qui a été dit sur l'action du chlorure de zinc parce que ce sel a presque la même action que le chlorure de calcium, ou que du moins il doit se comporter à peu près de la même façon, puisque l'un et l'autre font résorber le contenu des kystes.

Quoi qu'il en soit de toutes ces théories, voilà les expériences que nous avons faites, et nous dirons simplement ce que nous avons observé.

La solution sursaturée de chlorure de calcium est neutre au papier de tournesol. L'albumine et le liquide séreux d'une hydrocèle ponctionnée bleuissent le papier rouge.

Nous avons pris une éprouvette et nous y avons mis 20 centigrammes de liquide albumineux, recouvert avec un peu d'huile d'amandes douces pour le soustraire à l'influence de l'air. Deux papiers de tournesol sensible, l'un rouge, l'autre bleu, plongent dans le liquide.

Dans une seconde éprouvette nous mettons également 20 centigrammes du même liquide albumineux, recouvert avec de l'huile d'amandes douces, après avoir préalablement mélangé ce liquide avec 4 gouttes de chlorure de calcium. Deux papiers de tournesol plongent aussi dans le liquide.

Ces deux flacons sont portés à l'étuve à une température constante de 30 à 35 degrès et y restent vingt-quatre heures.

Au bout de ce temps nous examinons les papiers réactifs, et nous constatons que les deux papiers bleus n'ont pas changé de couleur. Les deux papiers rouges au contraire sont devenus bleus dans la partie plongée dans le liquide. La teinte bleue est *beaucoup plus intense* sur le papier plongé dans le mélange de liqueur albumineuse et de chlorure de calcium que dans l'autre.

Cette expérience a été répétée plusieurs fois avec du liquide d'hydrocèle, avec de l'albumine d'œuf; enfin avec de l'albumine pure que M. Doux avait préparée lui-même, et le résultat a toujours été semblable.

Nous constatons donc que les liquides albumineux qui sont alcalins déjà, le deviennent plus encore au contact du chlorure de calcium. Nous avons remarqué que ces liquides, après avoir été traités, devenaient très fluides, et qu'après une huitaine de jours avec les solutions d'albumine d'œuf, un léger dépôt de grumeaux brunâtres se faisait au fond du flacon.

Le chlorure de calcium ne précipite pas l'albumine

comme le font : 1° le chlorure de zinc qui donne un précipité épais avec la solution qu'emploie M. Th. Anger, 10 gram. de sel pour 5 gram. d'eau ; 2° l'alcool rectifié, dont quelques gouttes injectées dans une hydrocèle en amenèrent la résorption, ainsi que nous l'avons vu dans le service de M. Azam à l'hôpital Saint-André de Bordeaux ; 3° la teinture d'iode, l'iode pur agissant de la même manière, avec ces derniers corps, le précipité, il est vrai, est peu épais.

L'augmentation d'alcalinité est parfaitement explicable. Nous avons dit que le chlorure de calcium, mis en contact avec une certaine quantité d'eau, se dissociait, et qu'il y avait mise en liberté d'oxyde de calcium.

Dans nos expériences, c'est à cette réaction qu'est due l'alcalinité que nous avons observée. Le chlorure de calcium, mis en contact avec le liquide d'un kyste, trouve dans ce liquide assez d'eau pour se décomposer en partie et mettre ainsi en liberté un peu d'oxyde de calcium qui fait virer au bleu le papier de tournesol rouge.

Cet oxyde de calcium, mis en liberté, se combine-t-il à l'albumine pour former un albuminate de chaux ? C'est très probable, car tous les oxydes alcalins se combinent à l'albumine pour former des albuminates alcalins solubles et insolubles.

Mais que devient le chlore ? Se dégage-t-il sous la forme d'acide chlorhydrique, reste-t-il associé, pour former un chloro-albuminate de chaux ? transforme-t-il l'albumine en albuminose, ou n'y a-t-il qu'un peu d'oxyde de calcium qui se combine, ou reste-t-il encore du chlorure de calcium en liberté ? n'y aurait-il qu'une action mécanique ? Nous nous sommes posé toutes ces questions sans pouvoir les résoudre.

Nous avons mis une solution d'albumine d'œuf, mélangée avec un peu de chlorure de calcium dans un flacon bien bouché ; au bouchon était fixé un papier bleu de tournesol qui ne plongeait pas dans le liquide ; dans un second flacon la même solution mais mélangée avec du chlorure de zinc, et un papier bleu également fixé. Au bout de plusieurs jours le papier bleu qui était dans le flacon où était le chlorure de calcium ne présentait aucun changement de coloration ; dans le flacon, au chlorure de zinc, le papier avait pris une teinte rouge. Serait-ce l'acide chlorhydrique qui se serait dégagé et aurait rougi le papier, nous ne le croyons pas. Nous savons qu'une solution de chlorure de zinc même très faible rougit le papier bleu de tournesol ; ne serait-ce pas plutôt des vapeurs de chlorure de zinc qui auraient rougi le papier, et non pas l'acide chlorhydrique ; car si c'était cet acide quand on emploie le chlorure de zinc, pourquoi n'en serait-il pas de même avec le chlorure de calcium ?

Pour nous assurer qu'il n'y avait pas dégagement d'acide chlorhydrique, nous avons pris deux flacons, renfermant l'un une solution d'albumine avec du chlorure de zinc, l'autre une solution d'albumine avec le chlorure de calcium ; les bouchons étaient percés d'un trou à travers lequel passait un tube deux fois recourbé, dont l'ouverture qui était dans ces flacons était au-dessus du liquide mis en expérience, et l'autre plongeait dans un flacon, également bouché, où nous avions mis une solution de nitrate d'argent. Après huit jours nous n'avions observé aucun changement ; si de l'acide chlorhydrique s'était dégagé nous aurions dû avoir un précipité cailleboté blanc de chlorure d'argent.

Peu satisfait de ces résultats chimiques nous nous sommes adressé au microscope. Nous avons d'abord examiné la solution d'albumine d'œuf; elle se présente sous la forme de petites agglomérations de globules ou de cellules très réfringentes.

Si on vient à la traiter par le chlorure de zinc qui se présente sous le microscope sous la forme de très petits cristaux, peu définissables, et qu'on l'examine ensuite, on voit les granulations de matière albumineuse diminuées de volume, elles se sont pour ainsi dire diluées ; on retrouve parmi ces globules de fins cristaux de chlorure de zinc.

Le chlorure de calcium a l'aspect de globules graisseux, ils sont représentés dans l'Atlas de Robin et Verdeil. Nous examinons l'albumine traitée par ce sel, et nous voyons qu'au lieu de fines granulations, nous n'avons dans le champ du microscope qu'un liquide peu clair ; les cellules albumineuses avaient disparu, par ci par là on voyait un petit cristal de chlorure de calcium, en un mot l'albumine s'était tout à fait liquéfiée. Au fond de notre flacon reposait le léger dépôt grumeleux dont nous avons déjà parlé ; nous l'avons examiné et nous avons pu constater qu'il était formé de cristaux, semblables aux cristaux de chlorure de calcium de la solution sursaturée.

Ce dépôt fut traité par l'acide chlorhydrique, puis examiné ; les granulations albumineuses réapparurent.

Traité par l'acide sulfurique, il y a effervescence, et formation de sulfate de chaux, qu'on reconnaissait à de fines aiguilles qui par places se réunissent pour former des houppes soyeuses. Nous les avons observées telles qu'elles sont représentées dans l'atlas de Robin et Verdeil.

Les chimistes éminents n'étant point d'accord pour pouvoir affirmer qu'il se forme telle ou telle combinaison, ce n'était pas à nous, qui sommes peu compétent, de formuler une opinion sur ce sujet; mais nous pouvons tirer une conclusion certaine des recherches que nous avons faites.

1° C'est que les liquides dont on s'est servi pour faire des injections dans des kystes, teinture d'iode, alcool, chlorure de zinc, agissent sur les matières albuminoïdes ; qu'elles les diluent et les rendent plus facilement absorbables.

2° Que le chlorure de calcium qui est un caustique moins énergique que le chlorure de zinc, fluidifie tout à fait l'albumine, de telle sorte que semblable à l'eau, l'osmose peut se faire très facilement à travers les vaisseaux.

L'action du chlorure de calcium sur le contenu des kystes sébacés doit être la même que pour le liquide des hygromas, mais cette action est beaucoup plus lente à se produire à cause des principes gras qui y sont contenus.

L'action des liquides injectés ne se borne pas au contenu du kyste, elle agit sur les parois de la poche ce qui est indispensable. Voici ce que dit M. Th. Anger, à propos du chlorure de zinc. « Une violente congestion apparaît et a pour résultat une violente exsudation à l'intérieur du kyste. Aussi la poche devient-elle tendue, dure comme une tumeur solide. La congestion se propage aux tissus environnants qui deviennent rouges, œdémateux et douloureux. On croirait qu'un vaste phlegmon va se développer. Cette réaction violente, brutale, n'est pas sans éveiller des craintes, et souvent il a fallu lui opposer des applications d'alcool pur. Cependant on n'a pas encore vu de suppuration apparaître à l'intérieur de la poche. Le seul accident que j'aie observé, continue M. Th. Anger, est la formation d'un tout petit abcès épidermique qui est presque inévitable lorsque, pendant l'injection, le chlorure de zinc a intéressé le trajet de la canule, les phénomènes inflammatoires cessent brusquement dès le troisième ou le quatrième jour. La tension, la rougeur diminuent, et lorsque le quatrième ou le cinquième jour vous cherchez la fluctuation, elle a disparu. Le liquide s'est résorbé en tout ou en partie, et quelques jours plus tard il n'en reste plus trace. »

Comme nous venons de le dire et comme nous le voyons dans les observations publiées dans la thèse de M. Gornard-Chantreau, la douleur et les phénomènes inflammatoires produits par le chlorure de zinc sont excessivement vifs, aussi c'est ce qui engagea M. Th. Anger à employer un caustique moins énergique ; et il choisit le chlorure de calcium dont les caractères chimiques se rapprochent le plus du chlorure de zinc.

Quelques malades chez qui on a injecté cinq gouttes en moyenne de chlorure de calcium, ont éprouvé quelques minutes après un léger picotement, d'autres n'ont absolument rien ressenti. Le lendemain il y avait un peu d'inflammation de la poche et du tissu cellulaire, mais elle était peu vive et ne nécessita jamais aucun traitement.

Il est absolument nécessaire qu'il y ait de l'inflammation, comme nous l'avons déjà dit.

Lorsque le kyste est formé, nous avons vu que ses parois étaient épaissies, que l'épithélium ou les cellules du tissu conjonctif qui d'abord avaient dû disparaître lors de la formation du kyste, se reformaient ensuite et vernissant pour ainsi dire les parois de la poche empêchaient le liquide d'être résorbé. Sous l'influence de la légère inflammation produite par le caustique, les vaisseaux sanguins augmentent de volume, une exsudation séreuse a lieu, les fibres du tissu conjonctif sont écartées, et le vernis des parois se desquame, un courant est ainsi établi entre les vaisseaux qui sont dans la parois et l'intérieur de la cavité ; la pression étant plus considérable dans la tumeur que dans les vaisseaux, et le liquide étant devenu facilement absorbable sous l'influence de l'agent chimique l'osmose se fait de la cavité vers les vaisseaux, en même temps le produit fibrino-plastique se dépose sur les parois du kyste pour produire les adhérences nécessaires à l'occlusion de la poche.

C'est ainsi, croyons-nous, qu'on doit expliquer les phénomènes qui sont produits par l'injection du chlorure de calcium.

Ce sel agit donc en premier lieu en transformant le liquide épanché, en le fluidifiant et le rendant ainsi facilement absorbable par les vaisseaux ; en second lieu en produisant une légère inflammation qui met les vaisseaux en état d'absorber.

Pour les grains riziformes, le chlorure de calcium agit également en les dissolvant ; dans l'hygroma qui en contenait on ne les retrouvait plus au bout de huit jours.

MANIÈRE DE PRATIQUER L'INJECTION, PRÉCAUTIONS A PRENDRE

L'instrument dont on peut se servir est la seringue de Pravaz ordinaire, ou une seringue en gutta-percha ou caoutchouc durci ; on peut employer, comme l'a fait

M. Th. Anger, la seringue de Pravaz avec doubles canules engaînées l'une dans l'autre, la plus large taillée en biseau sert à faire la ponction, la petite permet de porter le liquide dans le kyste sans danger pour la canule de contaminer les tissus au passage.

La solution qu'on doit employer est une solution sursaturée de chlorure de calcium conservée dans un flacon bouché à l'émeri.

Avant de pratiquer l'injection il faut faire une ponction préalable avec l'aiguille de Pravaz, cette ponction de quelques gouttes a deux résultats : elle sert de ponction exploratrice indiquant l'apparence du liquide kystique, sa consistance, sa couleur, sa nature ; elle confirme ainsi le diagnostic et peut éviter de faire une injection contre indiquée ; elle contribue à diminuer la tension du kyste, qui augmente toujours un peu après l'injection.

Cette ponction de quelques gouttes qui est presque nécessaire avec le chlorure de zinc, a beaucoup moins d'importance avec le chlorure de calcium ; d'ailleurs, il n'est pas toujours possible d'aspirer le liquide contenu dans le kyste à cause de sa trop grande viscosité ou de sa nature, comme dans les kystes sébacés.

La ponction faite, sans déplacer la canule qui pénètre profondément dans le kyste, on injecte une à plusieurs gouttes du caustique suivant les dimensions du kyste. La dose à injecter est certainement très importante, mais il est bien difficile d'établir une règle générale, à cause de la capacité de la poche et de la nature du liquide. Dans un liquide fluide, il suffira d'une seule injection de quatre gouttes de chlorure de calcium, tandis que dans un kyste sébacé il faudra faire deux à trois injections, une tous les huit jours.

Lorsque le liquide a été injecté on ne doit pas retirer immédiatement la canule, car en agissant ainsi le liquide caustique qui remplit la canule contaminerait le trajet capillaire et amènerait infailliblement un petit sphacèle sur ce trajet. Pour obvier à cet inconvénient, M. Th. Anger a soin de vider la canule du caustique qu'elle contient en aspirant de nouveau une petite quantité du liquide contenu et retire alors la canule.

C'est également dans ce but qu'il a employé la double canule engaînée dont nous avons parlé :

Une fois l'injection faite on doit immobiliser la partie malade, surtout si on a agi près d'une articulation ou près de tissus lymphatiques et sanguins. Nous ne saurions trop faire cette recommandation, car nous avons la conviction que c'est faute de n'avoir pas immobilisé l'articulation du poignet, après avoir fait l'injection dans un kyste à grains riziformes, et de n'avoir pas assez insisté auprès du malade pour qu'il ne se servît pas de sa main, que nous avons vu se développer un phlegmon, qui probablement n'aurait pas été cause de la mort de cet homme si le tétanos n'était pas survenu.

Deux ou trois jours après l'injection, si la réaction inflammatoire n'est pas trop violente, il faut entourer de ouate la tumeur et exercer dessus une légère compression pour aider la résorption et hâter la guérison.

CONCLUSION

Le chlorure de calcium, caustique moins énergique que le chlorure de zinc, produit les mêmes effets et a l'avantage sur lui de ne causer qu'une légère réaction inflammatoire.

Il dissout les matières albuminoïdes des kystes séreux et le contenu des kystes sébacés, leur donne une fluidité propre à les rendre absorbables.

Par son action caustique il produit dans les parois des kystes une inflammation, légère, suffisante pour que les vaisseaux soient mis en état d'absorber.

Pour se mettre à l'abri de toute fâcheuse complication, il faut immobiliser la partie où l'injection a été faite, et faire un peu de compression avec l'ouate.

L'injection de chlorure de calcium a encore cet avantage, c'est qu'elle ne produit pas de cicatrice, ce qui arrive par l'incision dans les kystes sébacés du cou, qui laissent des traces peu agréables à montrer.

OBSERVATIONS

Observation I

Kyste tendineux du court péronier.

J. Gosson, âgé de 39 ans, garçon de magasin, entre à l'hôpital Cochin le 3 mars 1881.

Dans les premiers jours de février, une roue de charette lui est passée sur le côté externe de la jambe et du pied. Il n'y eut d'abord que de la contusion sans réaction inflammatoire bien vive; mais obligé de marcher toute la journée, ce malade vit survenir peu à peu un gouflement sur le côté externe du pied, qui lui causant de la douleur l'empêcha de faire son service et le força à rentrer à l'hôpital.

On constate sur la partie inférieure et externe de la jambe, une tumeur qui part de quelques centimètres au-dessus de la malléole externe et passe ensuite en avant, et se termine à la partie postérieure du cinquième métatarsien; cette tumeur suit le trajet du court péronier.

La peau est tendue, non enflammée et sans changement de couleur. A la palpation on détermine de la douleur, la tumeur est élastique, manifestement fluctuante, non réductible et sans crépitation sensible; les parties molles circonvoisines présentent un certain empâtement; le diagnostic est épanchement dans la gaîne du court péronier latéral.

Ce malade n'ayant jamais eu de rhumatisme ni de blennorrhagie, la contusion qu'a subie la gaîne du tendon est donc la cause qui l'a enflammée et produit l'épanchement considérable que nous constatons.

Le 5 *mars*. — On enfonce dans la partie supérieure de la tumeur l'aiguille de la seringue de Pravaz. En pressant un peu il s'écoule une goutte d'un liquide jaunâtre, filant, semblable à la synovie, puis on injecte cinq gouttes de chlorure de calcium, et on retire l'aiguille après avoir aspiré une goutte de liquide ainsi que nous l'avons indiqué dans le mode opératoire.

Le malade ressent aussitôt un peu de douleur mais qui se calme quelques instants après. On recommande le repos au lit.

Le lendemain la gaîne est augmentée de volume, il y a de la congestion et de l'empâtement des tissus périphériques; au bout de huit jours l'inflammation a cessé, on fait alors de la compression avec l'ouate.

Le 16 mars. — Comme il existe encore un peu de liquide à la partie inférieure de la gaîne, on fait une nouvelle injection de cinq gouttes de chlorure de calcium; le malade accuse un peu de douleur; on défend au malade de marcher. Le lendemain il y a un peu d'inflammation.

Trois jours après cette dernière injection, une petite complication survient, c'est une eschare large comme une pièce de cinquante centimes au lieu où a été faite la piqûre. La cause provient-elle de l'injection qui n'aurait pas été bien faite, et aurait laissé en contact avec les tissus traversés un peu de chlorure de calcium quand on a retiré l'aiguille; ou est-elle due à ce que plusieurs élèves aussitôt après l'injection ont palpé la tumeur, et auraient ainsi en pratiquant des pressions fait sourdre un peu du liquide injecté; les deux causes peuvent être invoquées. Mais en somme cette eschare ne produisit pas d'inflammation, elle retarda seulement la sortie du malade.

Le 2 mai. — On ne trouve plus aucune trace d'épanchement le long du court péronier; à peine un léger épaississement des tissus. Le malade ne souffre pas, peut marcher facilement et sort de l'hôpital complètement guéri.

Observation II

Kyste tendineux à grains riziformes des tendons fléchisseurs de l'avant-bras. Mort par tétanos.

Courquin, Hyppolyte, âgé de 40 ans, concierge, vient à la consultation de l'hôpital Cochin, le 27 mai 1881.

Depuis cinq mois, la face antérieure du poignet droit a augmenté de volume ; les mouvements sont devenus de plus en plus douloureux, et c'est avec difficulté qu'il se sert de sa main. Un médecin en ville lui avait conseillé les badigeonnages à la teinture d'iode, mais depuis un mois qu'il suit ce traitement il n'a éprouvé aucune amélioration.

Le poignet présente une tumeur qui s'étend à deux centimètres au-dessus de l'articulation radio-carpienne, et trois centimètres au-dessous ; elle fait saillie dans la paume de la main. La tumeur est dure ; par la pression on sent de la fluctuation, et en chassant le liquide d'un côté à l'autre, les doigts éprouvent le sensation de petits corps flottants les uns contre les autres. On diagnostique un kyste synovial à grains riziformes.

La peau étant épaissie par les frictions de teinture d'iode, on prie le malade de revenir dans quelques jours.

Le 1er juin. — Ce malade revint à la consultation et on lui fit une injection de cinq gouttes de chlorure de calcium à la partie supérieure du kyste ; une légère douleur fut ressentie quelques instants après.

Le 3. — Nous voyons C... il se plaint de douleurs assez vives dans l'avant-bras, et nous constatons de la rougeur, de l'empâtement. Comme la douleur produite par l'injection de chlorure de calcium avait été peu vive, C... qui était retourné à son domicile, s'était servi du bras droit comme il faisait auparavant ; il ne l'avait pas immobilisé ; et nous croyons fermement, que les mouvements qu'il a imprimés à l'articulation ont augmenté la légère inflammation que devait produire le liquide injecté, et ont été cause que nous assistons en ce moment à un début de phlegmon. On reçoit C... à l'hôpital, salle Saint-Jacques, n° 35.

Le 4 juin. — En effet, l'avant-bras est très douloureux, rouge, enflammé, très chaud ; les tissus présentent de l'empâtement.

Le 5. — On fait une incision de cinq centimètres ; un peu de pus s'écoule et la douleur disparaît.

Le 6. — Le malade avait passé une bonne nuit, la température était à 37°, la plaie n'avait rien d'anormal.

Lorsque le soir le malade fut saisi par le froid très vif, qui succéda aux deux journées du 4 et du 5 où la température avait été très élevée ; nous avons tous pu constater ce changement brusque de température qui survint dans la nuit du 5 au 6. Et il n'est pas étonnant que des blessés y fussent plus sensibles, mais malheureusement pour notre malade, comme pour les blessés que le baron Larrey soignait sur les champs de bataille, et qui subissaient les brusques variations de la température, il fut pris de trismus et d'opisthotonos. On lui administra un lavement avec dix gouttes de chloral. Il eut pendant la nuit des sueurs profuses ; la température axillaire n'alla pas au delà de 39°.

Le 7. — Les symptômes tétaniques augmentent ; le malade ne peut plus ouvrir la bouche ; un autre lavement de chloral est donné.

Le 8. — A la visite les muscles laryngiens sont pris, la déglutition devient difficile. On fait plusieurs injections d'ésérine en augmentant chaque fois la dose de quelques gouttes. Ces injections amènent un relâchement des masseters, la température est à 36°,4. Vers onze heures la respiration devient de plus en plus pénible, à cinq heures du soir le malade succombe dans un accès tétanique.

A l'autopsie on trouva au cerveau une vascularisation assez vive des vaisseaux des méninges ; il en était de même à la face antérieure des enveloppes de la moelle. A la partie postérieure et inférieure, près de la queue de cheval, on trouve deux plaques cartilagineuses adhérentes à la pie-mère.

Les deux poumons sont congestionnés ; le cœur et les autres viscères ne présentent rien d'anormal.

A l'avant-bras, le phlegmon s'étend à dix centimètres au-dessus de l'articulation ; il y a un peu de pus, il n'en existe pas dans la paume de la main, mais on y trouve des grains riziformes.

Observation III

Hygroma prérotulien à grains riziformes.

G..., âgé de 50 ans, concierge, entre le 29 janvier 1881 à l'hôpital Cochin, salle Saint-Jacques, n° 20.

Ce malade a fait une chute sur le genou droit, il y a un mois et demi. Les phénomènes inflammatoires ont été peu considérables, mais un épanchement s'est formé peu à peu dans la bourse séreuse prérotulienne.

A la palpation on sent une fluctuation manifeste; en exerçant des pressions, les doigts perçoivent de petits corps ronds qui roulent les uns sur les autres, et font diagnostiquer un hygroma à grains riziformes.

Le 1er février, on fait une injection de quatre gouttes de chlorure de calcium. Une goutte du liquide enkysté est sortie par l'aiguille; il est jaunâtre, visqueux, semblable à la synovie. Le malade ressent un peu de douleur après l'injection.

Le lendemain il y a une légère inflammation avec empâtement du tissu conjonctif; des compresses alcoolisées sont appliquées sur le genou.

Le 3 février, on fait la compression avec l'ouate.

Le 10, la tumeur a disparu, il n'y a plus de fluctuation, on ne sent plus les grains riziformes, la résorption a été complète et rapide. Ce malade quitte l'hôpital complètement guéri.

Observation IV

Hygroma prérotulien

D... C.., âgé de 46 ans, menuisier, entre le 19 février à l'hôpital Cochin, salle Saint-Jacques, n° 17.

Ce malade présente à la face antérieure de la rotule droite une tumeur, qui depuis plus d'un mois est de la grosseur d'un œuf de poule. Cette tumeur le fait souffrir, l'empêche de mettre le genou à terre et le gêne également pour la marche.

C'est un hygroma de la bourse séreuse prérotulienne; la peau n'a pas changé de couleur, elle est tendue et paraît plus épaisse qu'à l'état normal; la fluctuation est manifeste.

Le 22 *février*. — M. Th. Anger enfonce dans la tumeur l'aiguille de la seringue de Pravaz, et fait sortir une goutte de liquide enkysté; qui est jaunâtre, épais, filant, et il injecte quatre gouttes de chlorure de calcium. Le malade n'éprouve aucune douleur.

Les jours suivants il n'y a pas d'inflammation; l'hygroma diminue de volume.

Le 26. — Il est de la grosseur d'une noisette, on y fait une nouvelle injection de quatre gouttes de chlorure de calcium; pas de douleur, pas d'inflammation consécutive. Le kyste diminue tous les jours de volume; la fluctuation ne se perçoit plus; il reste un peu d'empâtement.

Le 8 *mars*. — D.... C.., quitte l'hôpital complètement guéri; la face antérieure du genou droit est semblable à celle de gauche; on n'y trouve plus de tumeur.

Observation V

Hygroma prérotulien.

C... A., âgé de 51 ans, peintre en bâtiments, entre à l'hôpital Cochin le 9 mars 1881.

Etant obligé de mettre souvent le genou droit à terre, ce malade s'est aperçu il y a un mois qu'une tumeur s'y était formée.

Elle est constituée par un épanchement dans la bourse séreuse prérotulienne. Elle est de la grosseur d'un œuf de pigeon, fait souffrir le malade et l'empêche de marcher.

La fluctuation est manifeste, et le 10 mars on enfonce dans le kyste l'aiguille de la seringue de Pravaz; il sort une goutte de liquide épais, filant; cinq gouttes de chlorure de calcium y sont injectées. Le malade accuse un peu de douleur.

Le 11. — Les parois du kyste sont tendues, il y a un peu d'inflammation de la poche et du tissu conjonctif circonvoisin.

Le 12. — Pour faciliter la résorption du liquide on fait la compression avec l'ouate.

Le 19. — On enlève l'appareil, et on constate que le kyste a disparu, qu'il n'existe qu'un peu d'empâtement.

Le 21. — C... A. quitte l'hôpital complètement guéri, ne ressentant aucune gêne pour marcher, et aucune douleur lorsqu'il met le genou à terre.

Observation VI

Hygroma situé à la partie antérieure de l'aisselle.

T. M., âgé de 26 ans, journalier, entre le 22 avril 1881 à l'hôpital Cochin.

Ce malade présente à la partie antérieure de l'aisselle une tumeur qui est de la grosseur d'un petit œuf de poule.

Cette tumeur s'est produite peu à peu, sous l'influence des pressions exercées par un instrument de travail.

Elle n'est pas douloureuse à la pression ; elle est fluctuante, non réductible. On diagnostique une bourse séreuse professionnelle, qui s'est enflammée et a donné naissance à un hygroma.

Le 23. — Avec l'aiguille de Pravaz on fait sortir deux gouttes d'un liquide qui a l'aspect du liquide synovial mais un peu moins épais ; et on injecte quatre gouttes de chlorure de calcium.

Le malade n'accuse pas de douleur. Le lendemain le kyste est un peu tendu, l'inflammation est très peu vive.

Le 29 *avril*. — Le malade sort de l'hôpital. La tumeur est réduite à un petit noyau induré dû à la contraction de la poche ; elle n'est plus fluctuante, le contenu est complètement résorbé.

Observation VII

Hygroma des bourses séreuses situées en arrière des tendons rotuliens.

J. C... âgée de 49 ans, femme de ménage, entre le 2 mai 1881, à l'hôpital Cochin, salle Cochin, n° 18.

Cette malade se fatigue beaucoup pour faire son travail, et depuis trois mois elle s'est aperçue que ses deux genoux devenaient plus gros. Ce n'est qu'avec difficulté qu'elle peut monter les escaliers, elle souffre beaucoup à la fin de la journée.

Les deux genoux présentent de chaque côté des tendons rotuliens deux tumeurs, sans changement de coloration de la peau. Elles sont fluctuantes et non réductibles. Vu leur situation et leurs caractères on suppose qu'il s'est formé un épanchement dans les bourses séreuses situées en arrière des tendons rotuliens, affection qui se montre rarement.

Le 7 mai. — M. Th. Anger fait une petite incision dans l'hygroma du genou droit, il s'écoule par la plaie un liquide clair, épais, filant, rappelant la synovie qu'on peut recueillir dans les grandes articulations.

Le 14 mai. — On fait une ponction avec l'aiguille de Pravaz, dans le genou gauche, on ne peut obtenir de liquide par l'aspiration parce que le liquide est trop épais; quatre gouttes de chlorure de calcium sont injectées; la malade n'éprouve qu'un léger picotement. Le lendemain il n'y a pas d'inflammation. On fait une légère compression.

Le 18. — M. Tuffier, interne du service, applique un appareil plâtré pour immobiliser la jambe gauche et applique sur le côté externe de la rotule un vésicatoire.

Le 28. — La malade sort de l'hôpital, il y a encore un léger épanchement dans la bourse séreuse du genou droit, où a été faite l'incision. Le liquide s'y était reproduit en partie. La bourse séreuse du genou gauche, où l'injection a été faite, et où il y a eu immobilisation ne présente qu'un peu d'empâtement.

Observation VIII

Kyste sébacé de la région postérieure du cou.

B..., rue des Plantes, n° 68, vient à la consultation de M. Th. Anger, à l'hôpital Cochin, le 27 mai 1881.

Il porte à la région postérieure du cou un énorme kyste sébacé qui le fait souffrir et l'empêche de mouvoir facilement la tête. Ce kyste mesure huit centimètres de longueur sur cinq de large.

Sur notre demande, M. Th. Anger autorise M. Gallois, interne du service, à faire une injection de chlorure de calcium dans ce kyste sébacé. Elle détermine une douleur assez vive, mais qui, au bout de vingt minutes, est presque disparue.

Le 3 juin. — B... revient à la consultation, il nous dit qu'il a souffert les deux premiers jours après l'injection, et que depuis la douleur a disparu. Le kyste sébacé a diminué de volume, mais il est très dur. M. Gallois fait une nouvelle injection de chlorure de calcium; la douleur fut bien moins vive que la première fois.

Nous revîmes B... huit jours après : il ne souffre plus, les mouvements du cou sont très faciles, et le kyste sébacé est réduit au volume d'un gros pois, avec un peu d'induration dans le tissu cellulaire voisin.

M. Th. Anger nous dit qu'il est inutile de faire une troisième injection, car le peu qui reste du kyste finira probablement par se résorber comme il a déjà eu l'occasion de l'observer plusieurs fois par les injections de chlorure de zinc.

En effet le 26 juin nous avons revu B... et nous avons pu constater que le kyste et l'induration consécutive à l'injection avaient complètement disparu.

BIBLIOTHÈQUE NATIONALE R.F. IMPRIMÉS

Imp. A. Derenne, Mayenne. — Paris, boulevard Saint-Michel, 52.

Imp. A. DERENNE, Mayenne. — Paris, boulev. Saint-Michel, 52.

www.ingramcontent.com/pod-product-compliance
Ingram Content Group UK Ltd.
Pitfield, Milton Keynes, MK11 3LW, UK
UKHW031936260826
14628UKWH00004B/1656

9 782014 111996